수면보감 - 물수면 BCKP

MOOL NIGHT BCKP

JUSIMWORKS

오래된 불가능을 가능으로 전환하게 한 『물수면 BCKP』 약을 완성해 주신 주심한의원 김종수 대표 원장님께 깊은 감사와 경의를 표합니다.

시작하며

밤 수면은 피 에너지가 차오르는 물의 영역으로 물기운에 의해 스르르 잠들고, 물기운이 넉넉할수록 뇌도 휴식을 취하는 깊은 단계 수면을 취할 수 있기 때문에 '물수면'이라 할 수 있습니다. 물수면은 첫 시간인 자시(밤 11시~1시)의 깊은 단계 수면을 포함한 약 7시간의 수면을 말합니다. 물수면 중 묵힌 노폐물이 배출되는 동시에 염증이 제거되며, 하단전 생식기, 골수, 척수, 뇌수, 장부에 정혈이 차오릅니다. 이를 통해 세포 재생이 자율적으로 활성화되면서 노화 속도가 늦춰지고, 매일 일용할 피 에너지가 재충전됩니다.

한편 불기운이 과도하고, 물기운이 부족해지면 수면장애가 발생합니다. 수면장애는 뇌 과열과 뇌 노화를 일으키는 불기운에 의해 물기운 즉, 피가 고갈되는 양상으로 진행되어 '불수면'이라 할 수 있습니다. 불수면은 염증 공장의 자동화시스템을 가동하여서 뇌 손상 위험을 높이고, 각종 질병과 가속노화를 일으킵니다.

본서에서 소개하는 물수면 BCKP는 불안한 심장을 안정시키고, 과열된 뇌심부 온도를 식혀서 불기운을 가라앉히며(BC), 하단전에서부터 척수, 골수, 뇌수를 구성하는 뇌 영양의 물기운을 채워 (KP) 불수면에서 물수면으로의 전환을 돕는 수면법입니다.

물수면 BCKP는 물 수레바퀴와 같이 돌아가는 생체 시계가 원활하게 순환할 수 있도록 피 에너지 연료를 넉넉히 공급합니다. 매일 밤 촉촉하게 차오르는 물기운은 화마로부터 심장과 뇌를 관리·보호하고, 10여 년에 걸친 뼈 재생 주기 촉진까지 아우르는 저속노화 전략의 기본기입니다.

목차

시작하며

PART 1 수면은 물기운

9 수면은 물의 영역 | 10 낮과 밤 | 13 물과 불의 태극, 수면과 각성 | 14 수면건강은 물과 불의 1:1 균형 | 15 수면장애는 물과 불의 불균형 | 16 수면장애 원인 1 과도한 불기운 '뇌 과열' | 17 수면장애 원인 2 부족한 물기운 '뇌 노화' | 18 물기운 부족 ⇨ 수면-각성 조절자 송과체 퇴화 | 19 송과체 퇴화 시기: 사춘기 이후 | 20 뇌 송과체 뿌리는 하단전 '피의 바다' | 20 송과체 활성화 방법 | 21 피할 수 없는 보편적 법칙: 피 부족 ⇨ 노화 ⇨ 수면장애 | 21 물 부족, 수면장애에서 | 22 수면장애 치료 조준점, '조율' | 22 조율은 곧 '물기운 회복' | 23 생명력 발원지는 '물수면' 바다 깊은 곳에 | 23 첫 시간인 자시子時, 매일 스치는 대반전의 기회 | 24 밤에 정화된 물기운을 채우는 '물수면' | 26 검은 어둠이 깊음 위에 | 28 물이 물을 부르는 '물수면' 자시에 깊은 수면을 부르는 피 | 29 불이 불을 부르는 '불수면' 졸피뎀 복용 시 몽롱한 이유 | 30 수면 전반부 깊은 잠, 후반부 얕은 잠 | 30 수면의 골든타임, 물수면 시작 첫 2시간 | 32 과로와 노화로 제일 먼저 줄어드는 깊은 단계의 물수면 | 34 그 옛날의 균형으로 조율하는 적정 물수면 시간 | 35 자시와 축시(밤 11시~새벽 3시)에 물수면을 자면 '풍년이 왔네, 건강에' | 40 풍년같이 든든한 하루의 비결은 깊은 수면 | 42 피는 에너지원이고, 정신의 엄마이자 스폰서 | 43 해저의 고운 달은 하늘 위로 날아 오른다 | 44 아침 7시에서 9시, 진시辰時에는 진지를 | 45 진시의 아침밥 효과 | 46 밤에서 낮으로 '다녀오겠습니다' | 47 상하 운동의 두 축: '불의 장부' 심장-'물의 장부' 신장 | 48 수면-각성은 물 순환의 수레바퀴 안에서 | 49 입면을 위한 쿨링다운은 오후 3시부터 | 49 입면을 위한 저녁 식후의 해독 정화 | 50 물수면 수레바퀴 시간표 | 52 '온도'와 '빛'에 반응하는 물수면 수레바퀴 | 54 뇌 온도 | 55 빛-어둠 | 56 물 수레바퀴의 중심, 북극성과 심장 | 58 '찾았다! 바로 저 별이야, 우리를 집으로 인도해줄…'

PART 2 수면장애는 불기운

63 수면장애는 불기운 | 65 수면장애의 종류 | 66 불기운의 상중하 원인 | 68 1 수면장애의 상부 원인: 과도한 심장 불기운 | 69 ㄴ심장이 불안하면 찌그러지는 수면 시간표 | 70 ㄴ자율신경계 제1지배 계층, 심장 | 71 ㄴ코로나19 팬데믹이 열어준 '불수면' 시대 | 73 2 수면장애의 중부 원인: 소화기·전신 염증 | 74 ㄴ염증의 지표: 소화장애, 통증, 우울증 | 75 ㄴ염증을 지배하느냐, 지배를 받느냐 | 76 ㄴ'뇌를 불태우는' 전신 염증 확장의 심장 혈맥 시스템 | 78 3 수면장애의 하부 원인: 메마른 신장 물기운 | 79 ㄴ피 부족 냉증의 지표: 만성피로, 면역계 붕괴, 노화 | 80 수면장애는 머리는 뜨겁고, 아래는 차가운 체열 불균형

PART 3 물수면 BCKP

84 두한족열 순행자는 수면, 두열족한 역행자는 불면 | 86 수승화강을 돕는 물수면 BCKP | 87 두한頭寒 치료제, BC | 87 족열足熱 치료제, KP | 88 작은 우주의 솜털 결대로 관리·보존 베이직 루틴, BCKP | 89 생애 주기별 수면장애 BCKP수면법의 치료 대상 | 90 주안심B | 96 주심C | 100 주심K | 104 주보혈P | 109 "진짜 아침을 맞이함" | 110 저승사자처럼 찾아온 불안, 공황, 죽음 공포의 연속이었는데 | 111 구토 공포증, 미식거림, 체중 감소 치료가 되지 않은 이유 | 112 공황장애는 물 부족으로 뇌 휴식의 잠을 못자는 것 | 113 "호흡이 깊어지고… 아, 성 기능도 좋아지더라고요" | 114 극단적 충동 및 충동조절장애 컷팅제 | 115 우울증 = 만성염증, 면역력 저하 | 116 중독 시그널 체크리스트 | 117 성인ADHD 동반질환은 건조증과 냉증이 점점 더 크게 | 118 ADHD·수면장애·비염·아토피·천식은 한통속 질환 | 119 자폐증, 발달장애는 선천적으로 과한 불기운 | 119 ADHD·아스퍼거·갱년기의 '반려질환': 만성피로증후군 | 120 기면증의 뒷모습, 극심한 물수면 부족 | 121 ADHD, 기면증은 물이 없는데 전원 켜진 가습기 | 121 "매일 지각, 등교 거부, 결석, 시험 중 졸음" | 122 망상, 환청의 조현병 전조증상: 수면장애, 청각 과민증 | 123 성조숙증 예방 및 '자존감 보호제', 주보혈P | 125 자궁·난소의 병증은 심장에서 받은 것 | 126 난폭한 잠꼬대는 파킨슨병·치매 위험 신호 | 126 심뇌혈관질환 예방·치료·재발 방지의 기본 조건: 자연 물수면 | 127 감기가 나가게 하는 법 | 129 수면제·항우울제·약물 단약 클리닉 | 130 마약류 부작용·중독 해독 재활 클리닉 | 131 수험생 학습 클리닉 | 132 단약 및 임신 능력 강화 클리닉 | 133 ADHD 가족치료 클리닉 | 133 치매·파킨슨병 예방, 관리 클리닉 | 134 항노화 클리닉

PART 4 피가 피를 낳고

138 물수면 목적: 재생 공장 자동화 | 139 피의 깊이가 잠의 깊이 | 140 부작용 없는 완전 치료제, 자연 물수면 | 141 마스터피스를 대하는 저개입 치료 | 142 멜라토닌 보충제는 멜라토닌 분비를 억제함 | 143 멜라토닌 자연 분비 촉진제 '주보혈P' | 144 뇌 에너지, 피 보충제 '주보혈 P' | 146 뇌 에너지 공급의 도로, 등 | 148 뇌 에너지 샘솟는 발과 발가락 웜업 | 152 뇌 에너지의 집, 골반 명당 만들기 | 154 노화 지연의 뇌 에너지 리프팅 | 156 하단전에 차오른 피는 선명한 시야로 | 157 머리를 대자마자 잠드는 것은 극심한 피고갈 | 158 비염·코골이·알레르기 악화라면 '불수면' 중 | 159 조커패를 압도하는 물수면의 전능성 | 161 추월차선 시스템에 도킹하는 법 | 162 1 물수면 해독의 깊이: 물수면 중의 간 해독, 재생의 꽃 | 167 '면역의 최전선'이자 '제2의 뇌' 장내 클렌징 | 169 2 물수면 재생의 범주: 뼛속까지 새롭게 교체되는 물수면 재생 주기 | 172 뼈 재생 주기 10년 전략은 물기운 충전 | 174 뇌 노화 속도를 20년 치 앞당긴 코로나19 후유증 | 176 '뇌 썩음' 불 속에서 살아남는 법 | 178 무한한 영역의 찰나, 물나이트 MOOL NIGHT | 180 천지간에 가장 귀한 존재 | 183 깨어났구나, 자시의 자신

마치며

PART 1
수면은 물기운

수면은 물의 영역

불기운으로 메마른
물기운의 영역 회복이
수면장애 치료의 자연 법규

낮과 밤

낮은 해가 주관하는 불의 시간입니다.
낮에 정신과 신체 활동이 활발한 것은
불(양陽)의 영역입니다.

밤은 달이 주관하는 물의 시간입니다.
밤에 고요하고, 깊은 수면에 드는 것은
물(음陰)의 영역입니다.

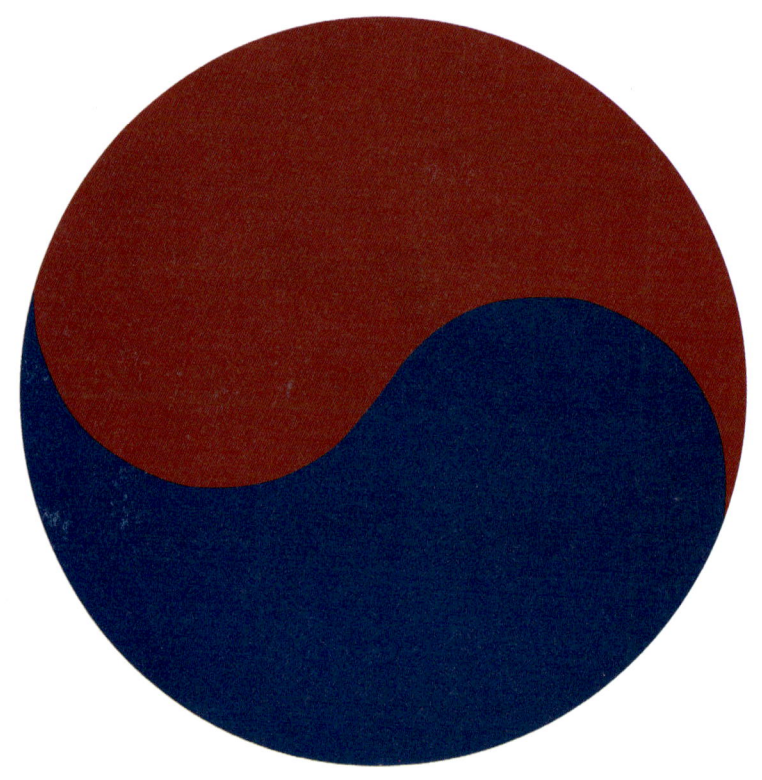

물과 불의 태극,
수면과 각성

낮의 각성과 밤의 고요한 시간은
물(음陰)과 불(양陽)을 1:1로 품고 있는
태극과 같이 균형을 갖추어야 합니다.

"음양은 천지의 도이고, 만물의 법칙이며, 변화의 부모이고,
삶과 죽음의 근본이며, 정신이 깃드는 창고다.
병을 치료할 때는 반드시 근본(음양)을 다스려야 한다."

"陰陽者 天地之道也 萬物之綱紀 變化之父母
生殺之本始 神明之府也 治病必求於本."

『황제내경 소문』 음양응상대론

수면건강은 물과 불의 1:1 균형

수면건강을 위해 물과 불 상극의 기운이
하나로 운영되기 위한 조건은 1:1 균형입니다.

물과 불의 균형이 회복될수록
'순환 생태계 연합•재생•면역력•유연성•
젊음•생명력'의 결과가 나타납니다.

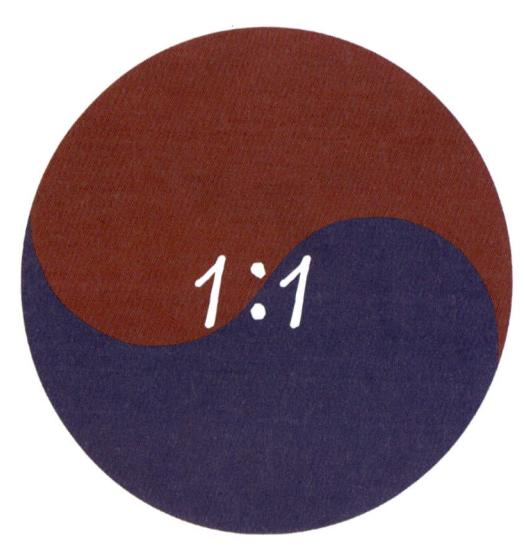

수면장애는
물과 불의 불균형

수면장애는 불기운이 과하고,
물기운*이 부족한 신체 불균형에 기인합니다.

물과 불의 불균형은
'순환 생태계 막힘•분리•염증•
경직•노화•죽음'을 앞당깁니다.

***물기운** : 피, 정, 혈, 골수, 뇌수, 호르몬과 같은 에센스를 머금은 진액을 총칭

수면장애 원인 1
과도한 불기운 '뇌 과열'

수면장애 1차 원인은 신체 불균형으로 인한 과도한 불기운이 뇌심부의 온도를 상승시킨 것입니다. 뇌 온도가 밤에 식혀지지 않으면 시상하부에서 통솔하는 수면-각성 조절의 자율신경계 기능이 떨어져서 수면장애가 나타납니다.

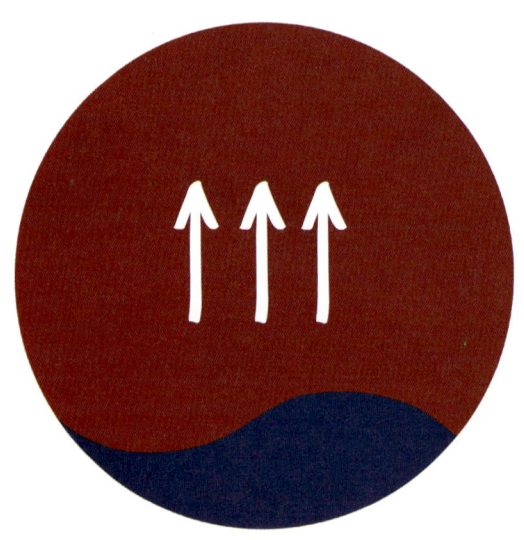

'뇌 과열'의 원인과 치료제
① 심장의 불기운 과항진(치료제: 주안심B)
② 소화기·전신 염증(치료제: 주심C)

수면장애 원인 2
부족한 물기운 '뇌 노화'

수면장애 2차 원인은 과도한 불기운으로 신체 노화가 가속화되어 물기운이 메마른 것입니다. 노화가 진행될수록 뇌 송과체가 퇴화되면서 수면호르몬인 멜라토닌의 분비가 급속히 줄어듭니다.

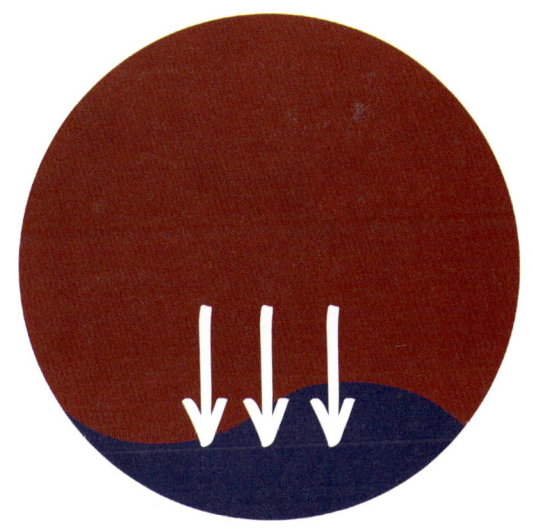

'뇌 노화'의 원인과 치료제
① 하단전·신장의 정혈 부족(치료제: 주심K)
② 수면 호르몬 분비 저하(치료제: 주보혈P)

물기운 부족 ⇨
수면-각성 조절자 송과체 퇴화

송과체는 뇌 뒷부분의 중심선에 위치하는 내분비샘 중 하나로 솔방울 모양을 하고 있어 '솔방울샘pineal gland'이라고 합니다. 하단전 물기운, 즉 피 부족으로 수면-각성 조절자인 송과체가 퇴화되면 생체 리듬 장애가 발생합니다.

생체 리듬은 빛과 어둠에 의해 조절되는 '생체 시계'의 주기를 말합니다. 송과체에서 낮의 햇빛을 감지하면 '행복 호르몬'인 세로토닌이 합성되고, 밤의 어둠을 인지하면 '수면 호르몬'인 멜라토닌이 분비되어 수면-각성 사이클이 운영됩니다. 한편, 멜라토닌은 세로토닌이 전환되어 생성되기 때문에 낮에 충분한 햇빛을 쬐면 세로토닌이 풍부하게 분비되고, 멜라토닌의 생산량도 늘어납니다.

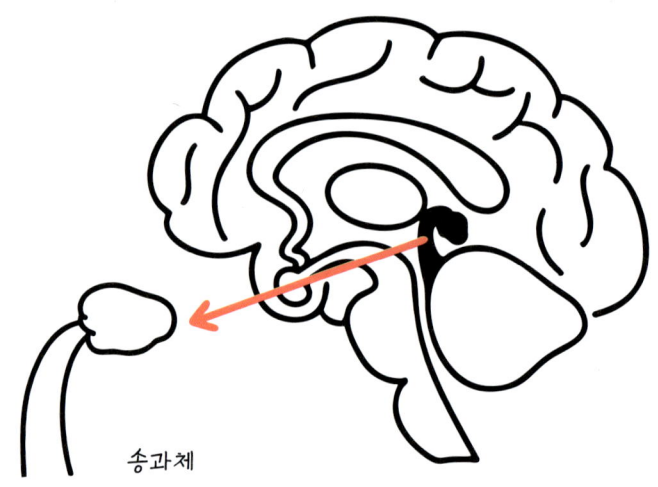

송과체

송과체는 성인의 경우 길이가 약 0.8cm이고, 무게는 0.1g으로 본 이미지는 이해를 돕기 위해 확대 및 강조하였음

송과체 퇴화 시기: 사춘기 이후

송과체에서 분비되는 '수면 호르몬' 멜라토닌은 10세 전후에 최대량이 분비됩니다. 이에 따라 아동기에 깊은 잠을 자는 서파수면이 가장 길게 나타납니다. 한편 사춘기 2차 성징이 나타날 무렵에 송과체의 석회화 및 퇴화가 시작되는데, 이 때문에 청소년기에는 멜라토닌 분비가 지연되면서 취침 시간과 기상 시간이 2~3시간 늦춰질 수 있습니다.

사춘기에 시작된 송과체 퇴화로 멜라토닌 분비량은 20대 이후 급진적으로 저하됩니다. 또 60대 이상이 되면 멜라토닌의 양은 20~30대의 3분의 1에 불과하여 잠이 더욱 얕아지고, 자주 깨게 됩니다.

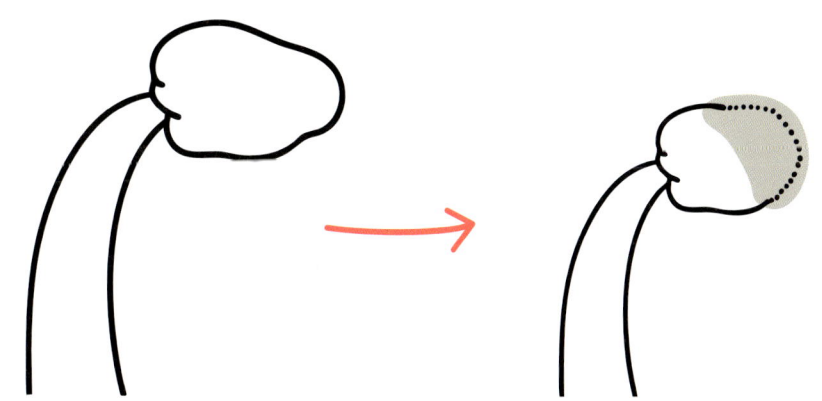

아동기 이전의 송과체   사춘기 2차 성징 무렵부터 석회화 및 퇴화 시작

뇌 송과체 뿌리는 하단전 '피의 바다'

뇌를 통솔하는 경맥인 독맥督脈은 하단전의 생식기에서 시작하여 등줄기를 지나 뇌로 들어갑니다. 이러한 경맥의 노선 상 하단전은 뇌 송과체의 뿌리라고 할 수 있습니다. 하단전은 배꼽 아래의 골반 부위로 자궁·전립선·방광·포·신장·간장 등의 장부와 관련되어 있으며, '피의 바다'라고 불릴 정도로 피가 바닷물처럼 넘실대는 곳이어야 합니다. 하단전에 피가 축적될수록 생명력과 뇌 기능이 강화됩니다.

> 뇌를 통솔하는 독맥의 경로: 하단전(뿌리) → 척추(줄기) → 뇌(열매)

송과체 활성화 방법

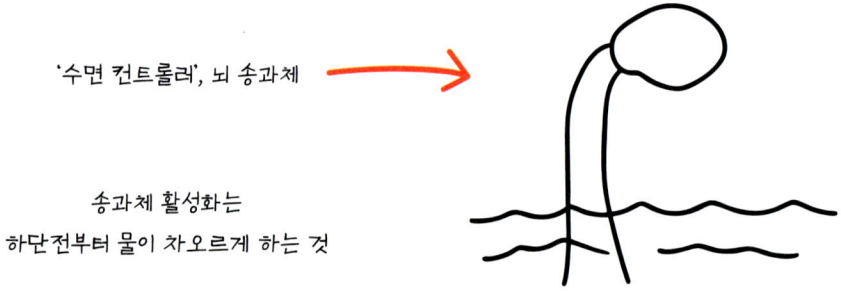

'수면 컨트롤러', 뇌 송과체

송과체 활성화는 하단전부터 물이 차오르게 하는 것

수면 조절자인 뇌 송과체의 퇴화 속도를 늦추고, 멜라토닌 분비를 활성화하는 관건은 뇌의 뿌리인 하단전부터 물기운(피, 정, 정혈, 호르몬, 골수, 뇌수)이 차오르게 하는 것입니다.

피할 수 없는 보편적 법칙:
피 부족 ⇨ 노화 ⇨ 수면장애

"불기운은 늘 과하고, 물기운은 항상 부족함"
"양상유여陽常有餘 음상부족陰常不足"
『동의보감』 허로문

해는 늘 차올라 있지만 달은 이지러집니다. 불기운인 '양'은 항상 남고, 물기운인 '음'은 항상 부족합니다. 이를 '양상유여陽常有餘 음상부족陰常不足'이라고 합니다. 하단전의 물기운 부족 즉, 피 부족으로 뇌 노화가 진행되고, 수면이 얕아지는 것은 누구도 피할 수 없는 보편적 법칙입니다.

물 부족, 수면장애에서

"물(혈)부족 허증이 만성병증을 일으킴"
"허생백병虛生百病"
『동의보감』 허로문

물(혈)부족을 유발하는 수면장애가 발생하면 만성피로증후군, 면역력 저하, 염증, 자가면역질환, 발달장애, 학습장애, 호르몬 불균형, 사춘기우울증, 갱년기질환, 암, 심뇌혈관질환, 척추관절질환, 신경정신과질환, 가속노화 등이 [악순환 도미노]처럼 퍼져나갑니다.

반대로 수면을 통한 물기운 회복은 건강 자동화 관리를 시작하는 [선순환 도미노]의 첫 패가 됩니다.

수면장애 치료 조준점, '조율'

수면장애 치료 조준점은 불균형의 '조율'이고, 조율의 공식은 **과도한 불기운은 식히고, 부족한 물기운**[*]을 보충하는 것입니다.

조율은 곧 '물기운 회복'

결론적으로 과열된 불을 식히는 하단전의 '물기운 회복'이 곧 수면장애 치료를 위한 조율의 궁극적 기술이고, 만성질환의 상급지 관리법이며, 저속노화의 기본 문법입니다.

---

* **물기운**: 피, 정, 혈, 골수, 뇌수, 호르몬과 같은 에센스를 머금은 진액을 총칭

생명력 발원지는 '물수면' 바다 깊은 곳에

불균형 조율을 위한 물 영역의 **회복 조건**은 수면의 가장 깊은 단계**에 매일 도달하는** 것입니다. 생명력의 발원지는 '물수면'의 바다 깊은 곳에 있습니다.

첫 시간인 자시*子時, 매일 스치는 대반전의 기회

자시子時(밤 11시~1시)는 첫 시간으로 수면의 바다 깊은 곳에 도달할 수 있는, 하루 중 유일한 틈새입니다. 이때의 물수면으로 맑은 물기운을 길어오면 대반전의 변화가 자동화 시스템으로 돌아가기 시작합니다. '기적'이 매일 밤 자정에 스쳐 지나가므로 치료의 기회를 움켜쥐지 않을 이유가 없습니다.

---

* **자시子時**: 하루 24시를 12지에 배속해서 구분할 때 맨 처음의 시간

밤에 정화된
물기운을 채우는
'물수면'

　물수면이란 BCKP로 과열된 뇌심부 온도를 식히고(BC), 뇌 송과체* 멜라토닌 분비를 촉진하여(KP) 깊은 단계 수면 중 '피의 바다'인 하단전에 물기운(정혈)을 채우는 수면법입니다. 물수면은 첫 시간인 자시子時(밤 11시~1시)의 깊은 단계 수면을 포함한 약 7시간의 수면을 말합니다.

　물수면 중 뇌의 물청소, 간 해독이 활성화되며, 전신 염증이 제거됩니다. 또 맑게 정화된 정혈이 하단전에 차오르면 호흡이 깊어지며, 불안한 심장이 안정됩니다. 심장 안정화로 뇌심부 온도가 식혀지면 자율신경계 불균형이 스스로 회복되는데, 이는 뇌흥분 조절, 신경정신질환 개선, 치매 예방의 결과로 나타납니다.

　또 물수면으로 차오른 영양분은 면역 강화, 성장 촉진 작용을 하며, 전신에 물기운(혈, 정, 정혈, 뇌수, 골수, 호르몬 등)을 공급하여 노화 속도를 지연시킵니다. 장부를 넉넉히 채우고 남은 영양분은 피부, 머릿결 등을 윤택하게 자양합니다.

---

* **송과체**pineal gland: 수면호르몬인 멜라토닌을 분비하는 뇌의 내분비 기관

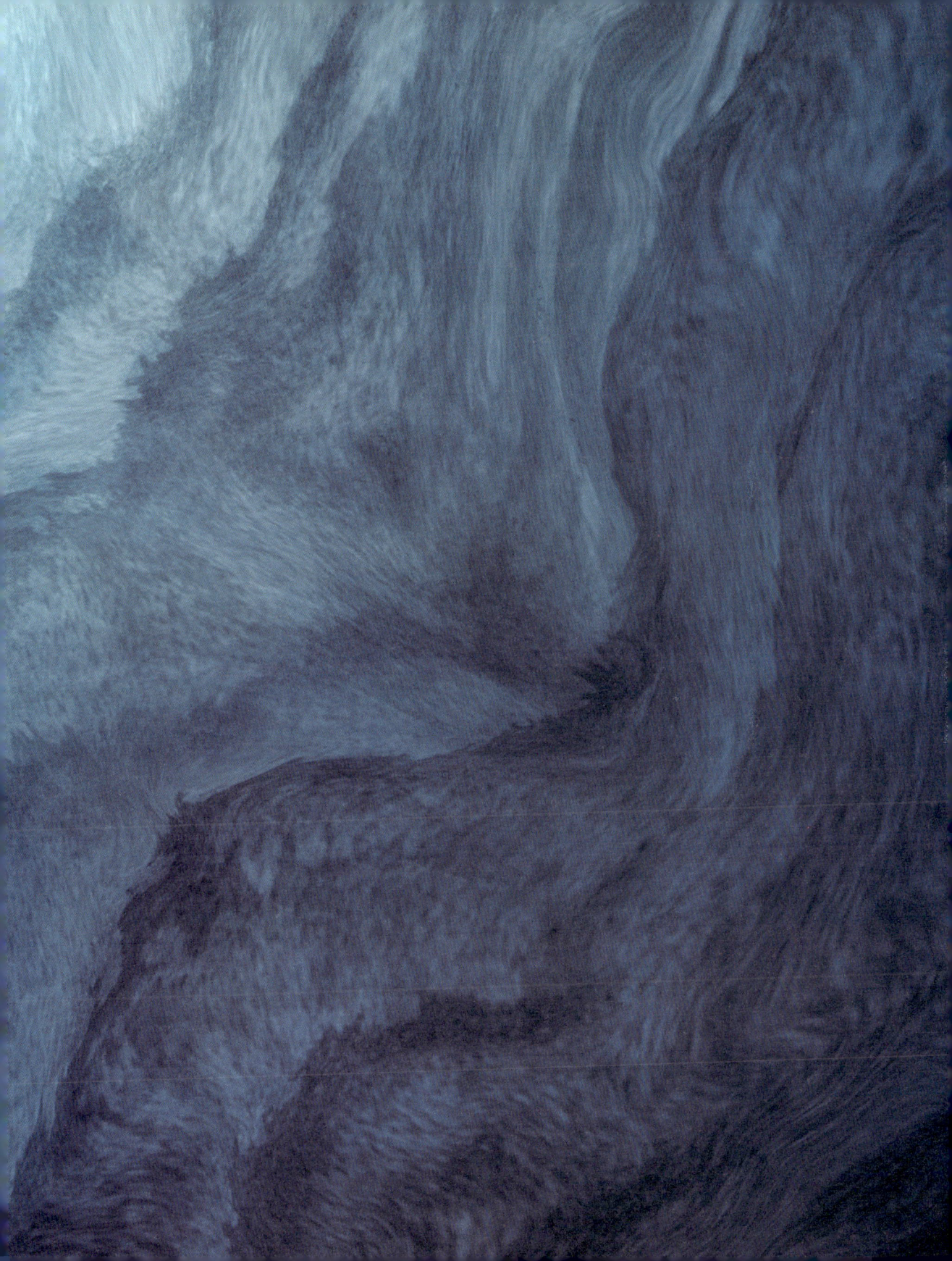

검은 어둠이
깊음 위에

"In the beginning...
darkness was over the surface of the deep"

『Genesis 1:2』

　모태의 양수에서 생명이 잉태되어 발달하고 자라납니다. 생명체의 맨 처음에는 항상 고요하고 깊은 물과 어둠이 있습니다. 태초의 검은 어둠과도 닮은 첫 시간인 자시(밤 11시~1시)의 물수면은 모태의 생명력을 길러올 수 있는 유일한 기회이자 선물입니다.

"사람은 왜 물 속에서 잉태되는가?
인간은 칠정육욕의 화를 항상 발하기 쉬운 본질…
이것을 방지하기 위해 천연은 태아를 물 속에서 기름으로써
장차 그의 생장 과정에서 미칠 바의 화환火患에
미리 대비했던 것이다."

『우주변화의 원리』정신론

물이 물을 부르는 '물수면*'
자시에 깊은 수면을 부르는 피

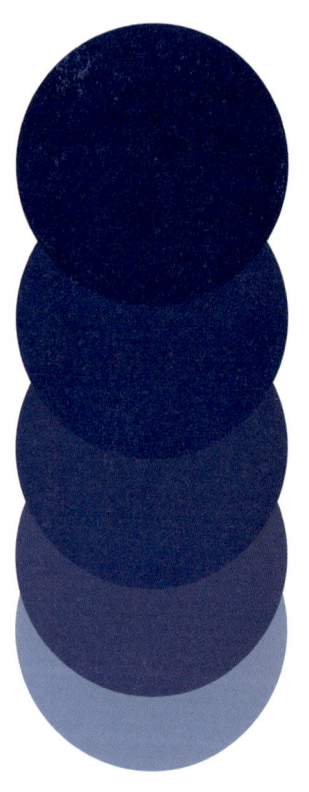

"같은 기운이 서로를 구한다"
"동기상구同氣相求"

물이 물을 부르고, 불이 불을 끌어당깁니다. 잠은 정화된 물기운에 해당하므로 간과 신에 넉넉하게 채워진 맑은 피는 뇌와 정신, 신체까지 맑아지는 깊은 잠을 불러옵니다.

밤 11시경에 맑고 진한 피를 보충하는 것은 아직 기체와 같이 활동 중인 정신을 피로 액화시켜 잠으로 수렴시키는 물수면 치료의 전략입니다.

---

* **물수면**: 뇌가 휴식하는 깊은 단계의 수면을 통해 생명력의 주체인 물기운 즉, 피를 하단전에 축적하여 노화 속도를 지연시키는 수면

불이 불을 부르는 '불수면*' 졸피뎀 복용 시 몽롱한 이유

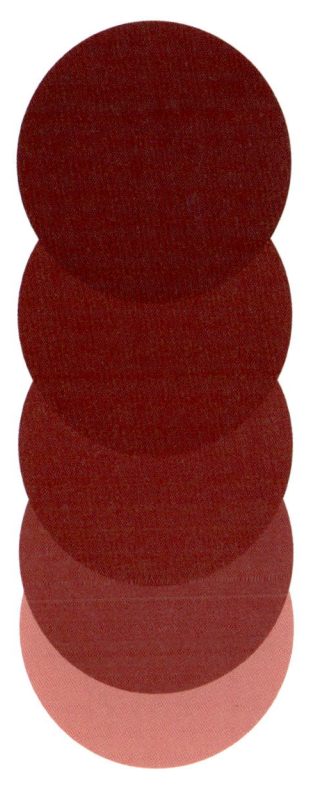

졸피뎀, 스틸녹스와 같은 향정신성의약품은 「마약류 관리에 관한 법률」에 적용되는 약물로 의존성 위험과 오남용 위험이 있습니다. 따라서 졸피뎀, 스틸녹스 등의 수면제는 응급 상황, 수술 전후, 시차 적응 등에 사용하는 '단기 불면증 치료제'로 2주 이내로만 복용하는 것이 바람직합니다.

수면제의 뇌 중추신경계 억제 작용은 일종의 '불기운'으로 작용하는데, 이 때문에 2~4주 이상 장기 복용하거나 오남용하면 뇌심부 온도 상승으로 호흡 억제, 수면장애 악화, 몽롱함, 인지 기능 저하, 의존성 등의 '불기운 부작용'이 나타날 수 있습니다.

또 수면제 복용으로 11시에 잠이 들더라도 약물 부작용은 피를 끓여서 오히려 깊은 물수면 단계로의 진입을 방해하고, 자신의 수면 기전을 파괴합니다. 때문에 임의로 단약할 때에는 반동성 불면증이 더 심해집니다.

---

* **불수면**: 깊은 단계의 물수면 부족으로 불기운이 세지면서 피가 마르고, 졸아들어 심장과 뇌의 과열 및 노화가 가속되는 수면

수면 전반부 깊은 잠, 후반부 얕은 잠

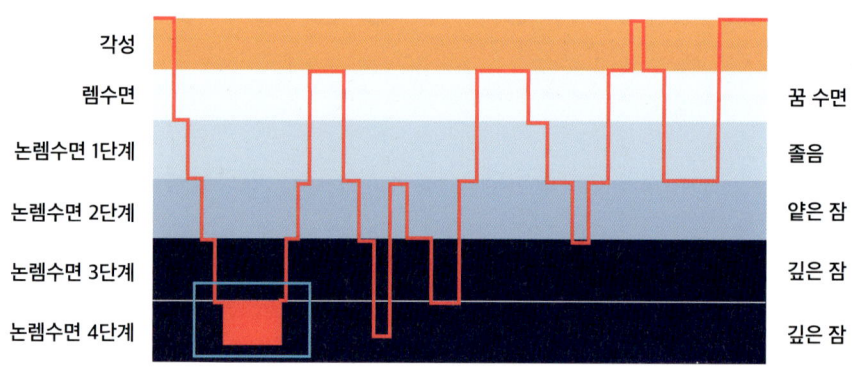

자시, 수면의 골든타임 ☆☆☆

잠은 논렘수면의 1단계인 '졸음', 2단계인 '얕은 잠'을 거치면서 3·4단계의 '깊은 잠'까지 도달하여 몸과 뇌가 모두 휴식을 취하게 됩니다. 그러다가 다시 잠이 얕아지면서 꿈을 많이 꾸는 렘수면 단계에 이르는 사이클로 이루어져 있습니다. 수면 사이클은 1회에 90~120분 소요되며, 정상적인 성인의 경우 잠을 자는 동안 4~5회의 주기가 반복됩니다. 가장 깊은 잠인 3·4단계의 논렘수면은 수면 시작 첫 90분 이내에 진입할 수 있으며, 자시와 축시인 밤 11시에서 3시 사이에 주로 나타납니다. 따라서 깊은 잠은 수면 전반부에만 가능하고, 후반부로 갈수록 잠이 점차 얕아집니다.

수면의 골든타임, 물수면 시작 첫 2시간

자시(밤 11시에서 1시)에 진입하는 물수면 시작 첫 2시간은 전체 수면의 질을 결정하는 수면의 골든타임입니다. 자시에 논렘수면의 3·4단계에 해당되는 깊은 수면의 심해에 도달할 수 있기 때문입니다. 물수면의 맨 처음 2시간 동안 깊은 수면으로 충분한 뇌 휴식을 취하면 나머지 수면의 질 뿐만 아니라 낮의 호르몬 분비까지도 이에 비례해 개선됩니다. 이와 관련하여 『스탠퍼드식 최고의 수면법』의 저자인 니시노 세이지 교수는 '첫 번째 논렘수면을 방해했더니 다음 수면 단계들이 측정할 수 없을 정도로 불안정했다'라는 연구 결과를 통해 전체 수면의 질이 잠든 후 첫 2시간의 깊은 수면 여부에 달렸다는 사실을 입증한 바 있습니다. 결론적으로 물수면의 깊이가 전체 수면 및 삶의 질을 결정합니다. 이때 정화된 피가 넉넉할수록 더 묵직하게 깊은 단계 수면으로 내려갑니다.

단계	특징
렘수면 (꿈 수면)	• 심박수 증가, 혈압 불규칙, 안구가 빠르게 움직임, 체온 조절 어려움, 뇌가 깨어 있는 상태와 비슷 • 정신적 피로 해소, 창의적 문제 해결 능력 강화, 기억력 향상의 역할 • 전체 수면의 20~25%를 차지 • 렘수면 문제는 렘수면 행동장애, 악몽, 수면무호흡증, 치매, 파킨슨, 편두통, 기면증 등과 연관됨
논렘수면 1단계 (졸음)	• 심박동과 호흡이 느려지고 근육이 이완됨 • 이 단계에서 깨면 잠을 안 잤다고 느낄 수 있음 • 안구가 좌우로 천천히 움직임 • 전체 수면의 약 10% 이하를 차지 ✓ 입면장애의 경우 이 단계의 비율이 높아져 있음
논렘수면 2단계 (얕은 잠)	• 심박동과 호흡은 1단계보다 더 느려지고 근육은 더욱 이완됨 • 체온이 떨어지고, 안구의 움직임이 멈춤 • 전체 수면의 40~50%를 차지 ✓ 노화로 인한 수면장애는 3단계 수면으로 이행하는 중에 주로 나타남 ✓ 노화와 공황발작 발생 시 2단계에서 3단계로 이행하는 중에 깊은 수면으로 넘어가지 못하고 2단계에서 자주 깨는 증상이 나타남
논렘수면 3·4단계 (깊은 잠)	• 밤 11시~1시 자시에 진입 가능성이 높음 • 가장 느린 뇌파인 서파가 등장하는 깊은 수면 단계(서파 수면) • 심박동과 호흡은 수면 단계 중에서 가장 느려짐 • 이 단계에서 깨우면 비몽사몽하여 다음날 수면 중 각성 사실을 잘 기억하지 못함 • 기억을 통합하고 장기 기억으로 저장하는 역할 • 전체 수면의 10~20%를 차지 ✓ 노화에 의해 제일 먼저 줄어드는 단계 ✓ 성장호르몬 분비가 최고치로 상승 ✓ 멜라토닌 하루 분비량의 70%가 밤 11시~3시에 분비됨 ✓ 야경증, 몽유병이 나타나는 단계

[수면의 단계]

과로와 노화로 제일 먼저 줄어드는 깊은 단계의 물수면

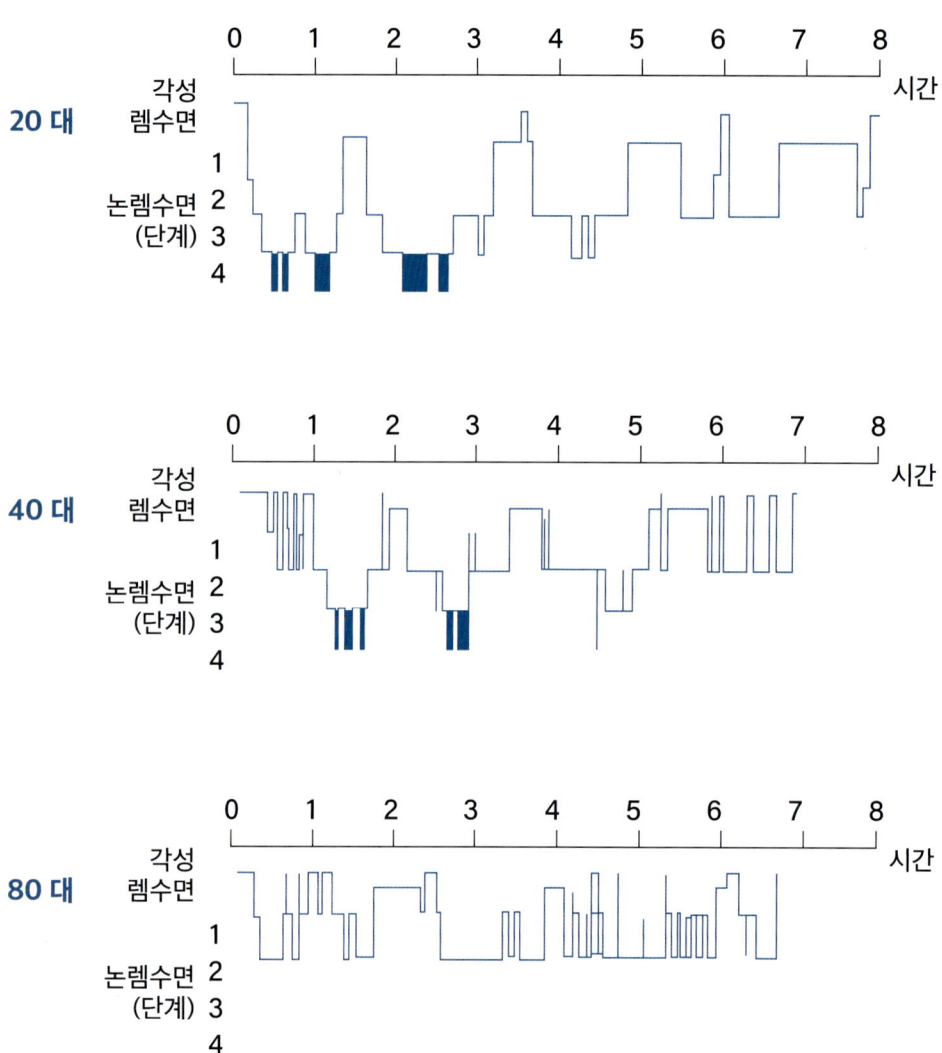

표 참고 문헌: 『내 몸 안의 잠의 원리 수면의학』

혈이 충만한 건강한 20대에서는 논렘수면의 3·4단계인 깊은 물수면이 수면 전반부에 나타날 가능성이 높습니다. 하지만 40대의 갱년기로 진입하면서 피로·과로의 축적, 호르몬 불균형, 송과체 노화 등으로 3·4단계의 논렘수면이 제일 먼저 짧아집니다.

그리고 80대에서는 극심한 혈부족으로 3·4단계의 논렘수면이 거의 나타나지 않아 얕은 잠만 자게 됩니다. 3·4단계의 물수면 회복을 위해선 수면 호르몬을 활성화하는 맑은 피가 넉넉히 차올라야 합니다.

"머리에서 소리 나던 게 없어지고, 식욕이 좋아짐,
처음엔 별거 아니라고 생각했는데 잠이 잘 와요"*

−87세 여성, 고혈압, 고혈당, 저혈당 쇼크, 식욕 저하, 손 떨림, 불면증, 화병

---

* 갱년기·노년기의 물수면 회복을 위한 치료제는 p. 104 참조

그 옛날의 균형으로 조율하는
적정 물수면 시간

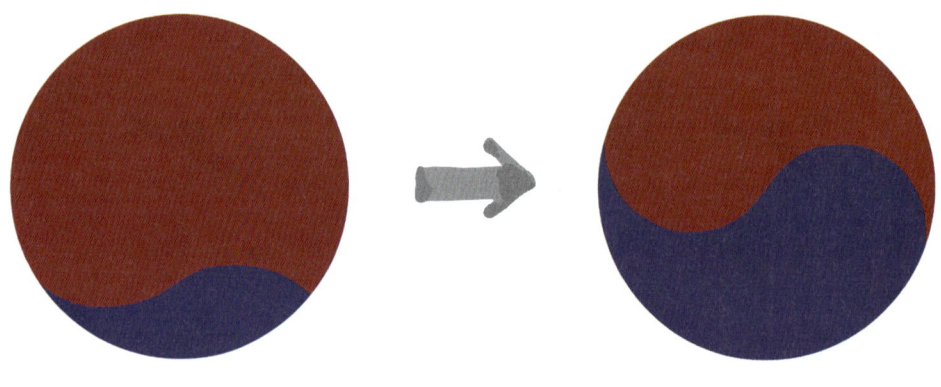

첫 시간인 자시子時(밤 11~1시), 두 번째 시간인 축시丑時(밤 11~3시)까지 넉넉히 포함한 밤 10시경부터 오전 6시경까지 하루 7~8시간의 수면 시간이 적정 물수면 시간입니다. 단, 일조량에 따라 겨울철에는 일찍 자고 늦게 일어나는 것이 바람직합니다. 여름철에는 늦게 자고 일찍 일어나며 계절 변화에 순응합니다. 그 옛날 균형으로의 조율 작업은 겨울에 씨 뿌리기를 하는 역행자가 아닌 봄에 씨를 뿌리는 순행자의 농사법과 같습니다. 역행자는 흉년을 피할 수 없지만, 순행자는 풍년의 결과를 기대할 수 있습니다.

자시와 축시(밤 11시~새벽 3시)에 물수면을 자면 '풍년이 왔네, 건강에'

봄에 씨를 뿌리는 순행자의 농사법과 같이
순행자는 풍년의 자동화시스템을 기대할 수 있습니다.

| 물수면 수확의 효과 |

❶ 간·담 해독, 노폐물 배출

❷ 치매 방지, 뇌 물청소

❸ 뇌심부 온도 쿨링 및 자율신경실조증 치료

❹ 신경정신과질환 치료

❺ 심뇌혈관질환 및 폐질환 치료

❻ 신 기능 저하 방지

❼ 항염증, 항암, 항산화, 항발작 기능

❽ 성장호르몬 최고치 분비

❾ 소화장애, 식이장애, 비만, 체중 감소 개선

❿ 하단전 강화, 면역력 회복, 노화 지연

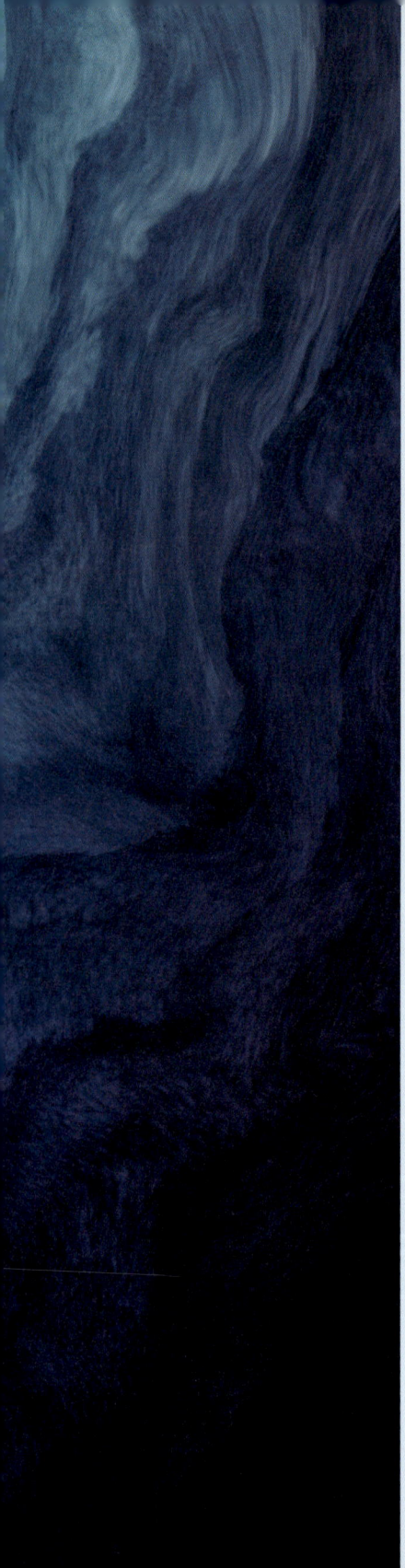

물수면 수확 1.
간·담 해독, 노폐물 배출

하루의 첫째 시간인 자시(밤 11시~1시)와 두 번째 시간인 축시(1~3시)로 이어지는 밤 11시~새벽 3시는 담과 간이 각각 담당하는 시간으로 깊은 수면 중 뇌 청소 및 전신 해독이 이뤄집니다.

    밤 11시~3시에 간·담의 해독 과정을 거친 노폐물은 대장의 직장과 방광에 쌓여 있다가 3~5시경 폐호흡기가 깨어나며 서서히 체외로 나갈 준비를 하고, 5~7시경 대장이 일하는 시간에 대소변 등을 통해 본격적으로 배출됩니다.

    하지만 물수면 중의 해독을 놓치면 아침의 배설이 어려워지는데 이때 빠져나가지 못한 독소는 그대로 재흡수되어 변비, 설사, 역류성식도염, 만성염증, 만성간질환, 간장애, 신장애, 호흡기질환, 심장질환, 신경정신과질환, 우울증 등을 악화시킵니다.

▶ 11시의 입면을 앞당기고, 간 해독을 돕는 치료법은 p.96 참고

물수면 수확 2.
치매 방지, 뇌 물청소

뇌신경질환의 주요 원인 중 하나인 뇌 독성 단백질 찌꺼기, 베타아밀로이드는 물수면으로 청소되지 않으면 뇌에 침착되기 시작합니다. 20대부터 만성수면장애로 쌓인 독소가 점차 한계치에 도달하면 치매, 파킨슨병, 뇌졸중, 뇌전증 등의 질환이 발생합니다.

    한편, 물수면 중 뇌척수액은 뇌피질 사이에 침착된 단백질 찌꺼기(치매 유발 물질)를 물 뿌리듯 씻어내고, 림프계와 합류하여 노폐물을 분해·배출을 합니다. 치매를 예방하는 뇌척수액의 청소 시스템은 밤 11시에서 1시의 수면을 포함한 가장 깊은 물수면 단계에서 활성화됩니다.

▶ 노화로 줄어드는 뇌척수액 보충 치료제는 p.104 참고

향정신성 수면제는 깊은 수면 단계 감소로
치매 발생 위험을 높일 수 있어

노령이거나 수면장애가 있는 경우 입면이 어렵고, 자주 깨거나 깊은 수면 단계가 짧다는 특성이 있습니다. 이런 경우 향정신성 수면제 사용은 수면 개시나 유지에는 도움을 줄 수 있지만 깊은 수면 단계를 축소시키고, 뇌신경의 활성을 억제하기 때문에 기억력 감퇴, 인지 기능 저하, 무기력증, 의존성, 반동성 불면증 등이 나타날 수 있습니다.

치매를 예방하는 깊은 수면 단계에 도달하기 위해서는 물의 영역 회복을 위한 수면치료가 필요합니다.

▶ 수면제 단약 클리닉 및 수면장애 원인 치료는 p.129 참고

> "정신과 약만 먹었을 땐
> 음식 장사 레시피 생각이 안 나고,
> 기억력이 없어졌는데, 주안심CK를 같이 먹으니
> 레시피 기억이 나더라고요"
>
> -식당 일로 스트레스, 불안, 불면, 소화장애,
> 기억력 저하, 항불안제 감약 중

물수면 수확 3.
뇌심부 온도 쿨링 및 자율신경실조증 치료

정상적으로 밤이 되면 뇌심부 온도가 약 1℃ 떨어지면서 잠들게 됩니다. 하지만 신체 불균형으로 장기간에 걸쳐서 심부 체온이 높아지면 시상하부의 자율신경 조절 기능이 저하되어 밤에 물수면 진입이 어려워집니다. 물수면 부족은 심장 두근거림, 과호흡, 근육통, 두통, 어지럼증, 소화장애, 과민성대장증후군, 이명, 수족냉증, 무기력증, 피로감, 수면장애 악화 등의 자율신경실조증으로 이어져서 악순환이 반복됩니다. 이때 뇌심부의 온도가 적절히 낮아지면 물수면에 들기 시작하고, 이를 통해 자율신경계의 건강 자동화 시스템이 스스로 굴러갑니다.

물수면 수확 4.
신경정신과질환 치료

반복적인 물수면 부족은 뇌신경 기능을 저해하여 기억력 및 주의력을 저하시키고 ADHD, 불안장애, 공황장애, 우울증, 조울증, 조현병, 발달장애, 신경계질환 등을 악화시킵니다.

한편, 불안한 심장이 안정되면서 물수면에 진입하기 시작하면 수면 중 뇌신경의 물청소가 활발해지면 뇌혈류가 개선됩니다. 이를 통해 염증화된 부정적인 감정, 과도한 생각, 트라우마 경험, 상처의 독소와 찌꺼기들이 신속히 배출되어 신경정신과질환이 적절하게 치료·관리됩니다. 물수면은 일종의 '상처 지우개'입니다.

물수면 수확 5.
심뇌혈관질환 및 폐질환 치료

코골이를 일으키는 수면무호흡증은 만성적인 산소 부족을 일으켜 고혈압, 고지혈증, 고혈당, 동맥경화, 심부전, 부정맥, 심근경색, 뇌졸중, 만성폐쇄성폐질환(COPD) 등을 악화시킵니다. 한 연구에 따르면 수면무호흡증을 방치하면 돌연사를 유발하는 심장마비 발생 가능성이 40% 높아지는 것으로 나타났습니다.

수면무호흡증을 일으킨 열을 내리는 치료와 더불어 깊은 물수면을 취하는 것은 대사증후군, 심뇌혈관질환, 폐 기관지 건강을 관리하여 돌연사를 예방하는 지름길입니다.

▶ 수면무호흡증, 코골이 치료법을 p.96 참고

물수면 수확 6.
신 기능 저하 방지

미국 하버드대학교 연구팀이 11년에 걸쳐 분석한 결과, 하루 수면 시간이 5시간 이하인 여성은 7~8시간 자는 여성에 비해 신 기능 급속 저하 유병률이 65% 높은 것으로 나타났습니다. 신 기능 저하로 독소와 노폐물이 혈액에 쌓이면 피부 발진, 소양증, 부종, 근육 경련, 숨 참, 피로감, 집중력 저하, 멍함, 빈혈, 고혈압, 당뇨병, 단백뇨, 거품 소변, 혈뇨 등의 발생 위험이 높아집니다.

한편, 깊은 단계의 물수면은 저하된 신장 기능을 회복시켜서 혈액을 정화하고, 독소 배출을 원활하게 합니다. 신 기능 저하를 방지하는 물수면을 위해서는 방광과 신장이 활성화되는 오후 3시~7시에 식사량을 줄이면서 서서히 피를 식히는 정화 과정에 돌입해야 합니다.

▶ 신장애 방지를 위한 저녁의 정화 의식 치료법은 p.100 참고

물수면 수확 7.
항염증, 항암, 항산화, 항발작 기능

멜라토닌에는 항염증, 항암, 항산화, 항발작 기능이 있는데, 불면증으로 멜라토닌 분비가 줄어들면 활성산소와 염증이 공장 가동화된 듯 폭증하여 암세포가 빠르게 성장합니다. 또 성조숙증, 유방암, 대사성 질환, 심장질환, 심혈관계 병증, 퇴행성 신경질환 등의 발생 위험도 높아집니다.

물수면은 송과체의 멜라토닌 분비를 촉진하여 깊은 단계 수면을 유도합니다. 멜라토닌 하루 분비량의 70%가 밤 11시~3시에 분비되는데, 이는 암세포의 성장 및 전이를 막는 결정적 역할을 합니다.

단, 합성 멜라토닌제의 과도한 사용은 자연적인 멜라토닌 생성 기능을 저해하여 물수면 진입을 어렵게 하고, 정상 수면 패턴에 악영향을 끼칠 수 있습니다.

▶ 멜라토닌의 분비 촉진을 위한 치료법은 p.104 참고

물수면 수확 8.
성장호르몬 최고치 분비

자시와 축시의 깊은 물수면 중 성장호르몬 분비가 최고치로 상승합니다. 성장호르몬은 뼈·근육 성장, 세포 재생, 지방 분해 촉진, 소화 기능 향상, 심장 기능 강화, 골밀도 증가, 기억력 및 뇌 기능 강화, 콜라겐 합성, 면역력 상승 등의 작용을 합니다.

합성호르몬제 오남용은
물수면을 혼탁하게 하는 불기운

한편 호르몬 억제제, 성장호르몬, 피임약, 호르몬 치료제 등 각종 호르몬제는 불의 기운으로 물의 기운인 깊은 수면을 방해하여 본연의 호르몬 촉진 기능을 교란할 수 있습니다. 호르몬제 사용을 고려하기에 앞서 깊은 수면을 통해 정상 호르몬 기전이 촉진되도록 하는 시도가 선행되는 것이 바람직합니다.

▶ 합성호르몬제 단약 및 부작용 클리닉 및 수면장애 원인 치료는 p.142 참고

물수면 수확 9.
소화장애, 식이장애, 비만, 체중 감소 개선

물수면은 소화장애를 개선하여 비만과 체중 감소 양 극단의 병증을 모두 치료합니다. 공황장애, 불안장애, 소화기 염증으로 입맛이 없는 경우 물수면을 반복하면서 불안장애와 소화기 염증이 개선되면 건강한 식생활이 회복됩니다.

또 반대로 수면 패턴이 깨지면 '배고픔 호르몬'인 그렐린 수치가 높아지고, '포만감 호르몬'인 렙틴 수치가 낮아져 허기짐은 심하고, 포만감은 덜 느끼게 됩니다. 이때 충분한 물수면을 취하면 과도한 식욕이 안정되어 비만 치료를 제대로 할 수 있게 됩니다.

**물수면 수확 10.
하단전 강화, 면역력 회복, 노화 지연**

농사꾼이 수확한 벼를 탈곡기로 도정하고, 가마니에 담아 곳간에 저장하듯 수면 중 우리 몸은 해독과 정화를 거쳐 추출된 정혈을 하단전의 포에 저장합니다.

하단전의 포는 경맥과 생명력의 뿌리와 같은 장부입니다.* 이곳에 응축된 맑은 정혈은 간, 신, 생식기, 소화기, 심장, 뇌, 척추 및 전신에 영양을 공급합니다.

또 하단전 뿌리에 양분이 차오르면 면역력이 강해지고, 기후 위기 적응력이 향상되며, 노화가 지연됩니다.

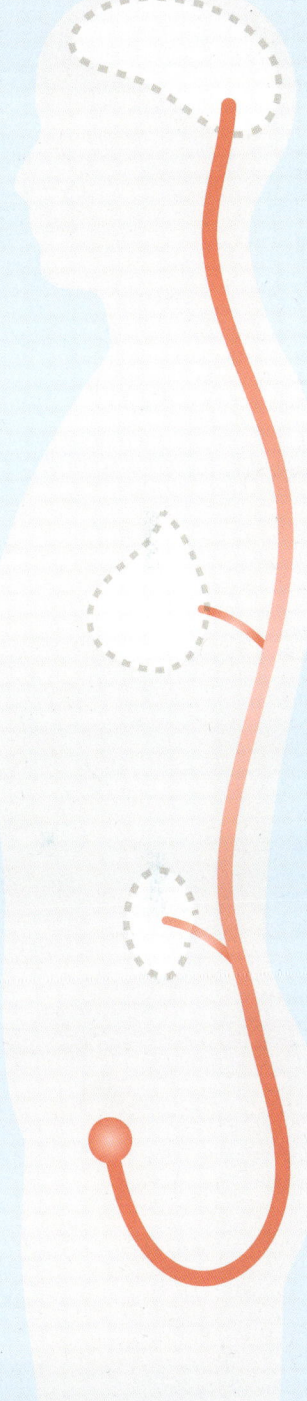

---

* 우리 몸의 뿌리인 하단전의 '포'에서 뇌, 신장, 심장으로 양분을 공급한다. 출처: 『발레와 한의학의 K라인』

풍년같이 든든한
하루의 비결은 깊은 수면

깊은 물수면을 반복해서 취하면 풍년에 쌀가마니가 곳간에 가득히 찬 것처럼 정혈(피)이 넉넉히 쌓여 하루가 든든해집니다.

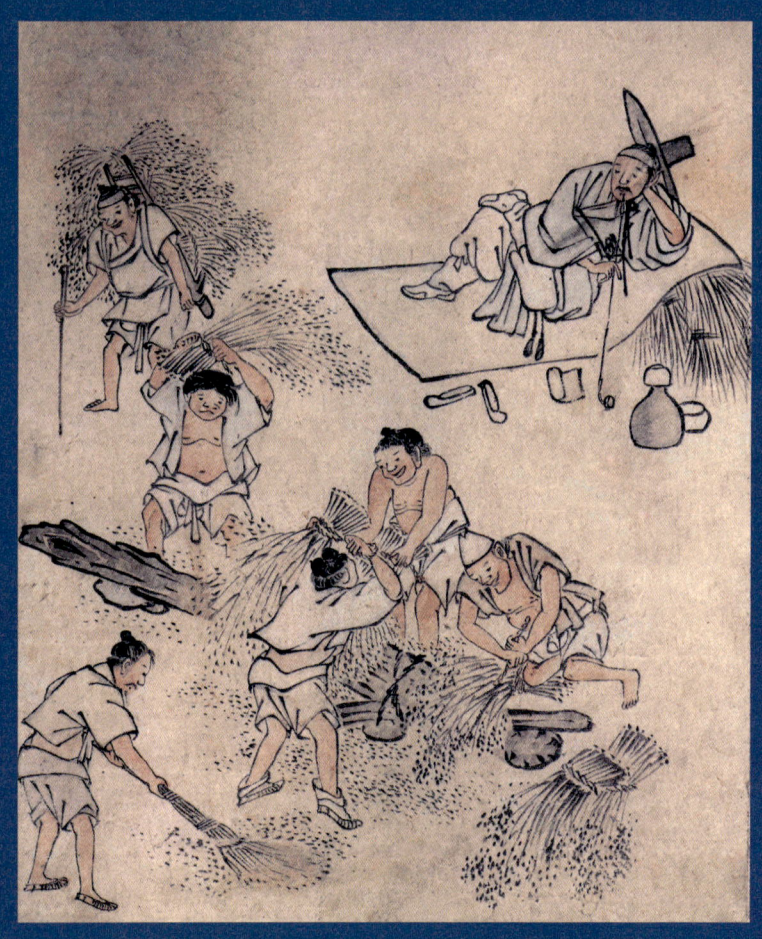

[타작] 김홍도

깊은 단계 물수면의 기능 요약

❶ 간·담 해독, 노폐물 배출

❷ 치매 방지, 뇌 물청소

❸ 뇌심부 온도 쿨링 및 자율신경실조증 치료

❹ 신경정신과질환 치료

❺ 심뇌혈관질환 및 폐질환 치료

❻ 신 기능 저하 방지

❼ 항염증, 항암, 항산화, 항발작 기능

❽ 성장호르몬 최고치 분비

❾ 소화장애, 식이장애, 비만, 체중 감소 개선

❿ 하단전 강화, 면역력 회복, 노화 지연

피는 에너지원이고,
정신의 엄마이자 스폰서

넉넉한 피는 신체 에너지원이고, 정신의 엄마이자 스폰서입니다. 밤 사이 물수면으로 하단전의 골반에 응축된 정혈이 아침과 낮에 심장과 뇌 영양분으로 집중 공급되면 신체 활동이 본격적으로 이뤄지며, 정신 활동이 활발히 기화 작용을 합니다.

반면, 밤의 물수면으로 인해 피의 축적이 부족해지는데 낮의 신체·정신 활동이 과도해지면 극심한 불균형과 함께 신체·정신질환, 만성피로증후군, 과속노화가 진행됩니다.

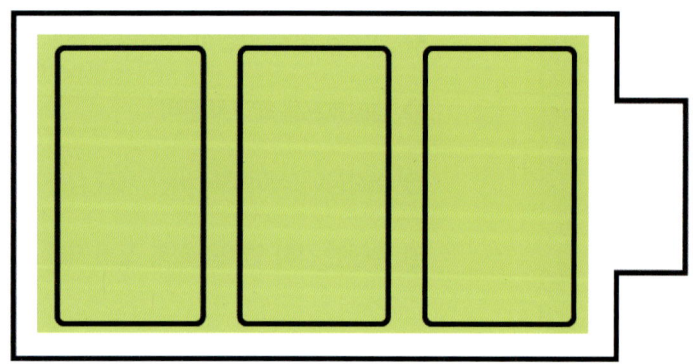

해저의 고운 달은
하늘 위로 날아 오른다

"해저선연천상비 海底嬋娟天上飛"
『동의보감』 신형문

밤에 묵직하고 진한 물의 기능으로 수면의 밑바닥까지 도달하면 바닥을 딛고 튀어 오르는 반동력으로 아침에 활력을 지니고 일어날 수 있게 됩니다.*

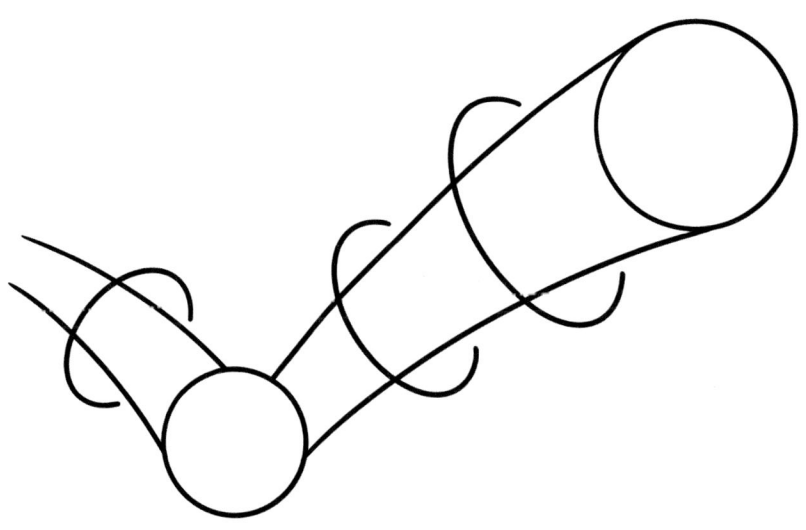

---

* 반동력의 부재로 ADHD, 우울증, 만성피로, 아침잠, 낮 졸음, 기면증, 멍함, 주의력 저하 등의 경우 p.104 참고

아침 7시에서 9시, 진시辰時에는 진지를

아침 7시~9시는 위장이 왕성해지는 시간으로 진시에 해당하고, 이때 먹는 아침 밥을 '진지'라고 합니다. 진지로 영양을 보충하여 아침의 상승하는 기운에 기폭제를 더하는 것은 기본적인 양생법입니다.

우리 민족이 예로부터 아침 식사를 청하며 '진지 드세요'라는 올림말을 사용해 왔다는 것은 전통 생활상에 생체 리듬을 관리하는 습관이 깃들어 있음을 의미합니다.

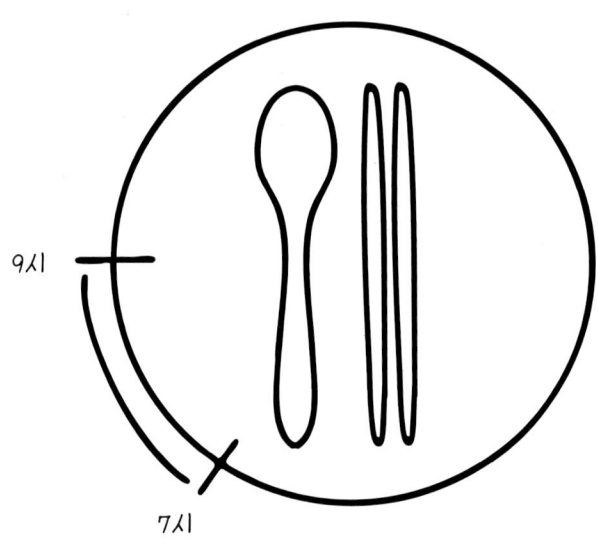

진시의 아침밥 효과

1) 수면 중 내려간 1°C를 올려서 저체온, 면역력 저하를 방지

일본 초등학교 대상 조사 결과 아침밥을 거르는 학생들의 70%에서 35°C 저체온 증후군이 발생하는 것으로 나타나 '아침밥 먹기 운동'의 시초가 됨

2) ADHD의 발생 위험을 낮추고, 감정 중추 안정 작용

아침밥을 먹지 않으면 시상하부 속의 식욕 중추가 흥분하면서 바로 옆의 감정 중추도 흥분하게 되어 정서가 불안해지고 ADHD 발생 위험이 커짐

3) 뇌 영양을 공급하여 주의 집중력·문해력·학습 능력을 증진

농촌진흥청의 연구 조사 결과 매일 아침 식사를 한 학생의 수능 성적이 평균 5%(점수 환산 시 20점) 더 높아진 것으로 나타났음

"그 전엔 출근을 해도 멍했었는데 집중이 잘 되고, 글자가 눈에 들어옴"[*]

-30대 여성

---

*주심K는 아침밥과 같이 작용하여 뇌 영양을 보충함

밤에서 낮으로
'다녀오겠습니다'

하단전에서 피를 대주는 엄마 장부는 신장·간장이고, 상부에서 정신 활동을 담당하며 엄마가 쌓아둔 피를 정신·신체·생명 활동으로 분출하고, 소비하는 '아들 장부'는 심장입니다. 엄마 집에서 물수면을 통해 피 충전을 받은 심장의 정신은 아침에서 낮으로 마음껏 힘차게 출발할 수 있게 됩니다. 그리고 새로운 하루의 물 순환 수레바퀴가 다시 돌아갑니다.

'다녀오겠습니다'

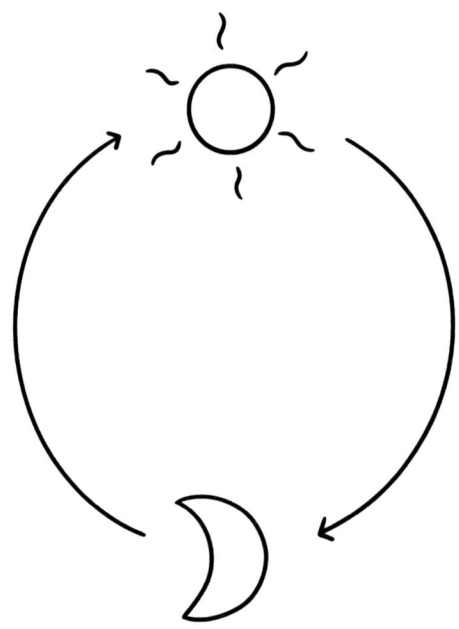

상하 운동의 두 축:
'불의 장부' 심장-'물의 장부' 신장

쉬지 않고 돌아가는 물 수레바퀴의 중심에서 호흡과 맥박의 펌프를 담당하는 장부는 '불의 장부'인 심장이며, 심장의 과열 방지 및 안정적인 기능을 위해 '물의 장부'인 신장에서 에너지인 피를 공급합니다. 심장(불)-신장(물)의 융합으로 이뤄진 순환 체계는 하루 상하 운동의 두 축입니다.

심장을 엔진 삼아 돌아가는 물수면 수레바퀴의 수면-각성 생체리듬 주기가 원활히 운행되기 위한 기본 조건은 신장의 물기운 연료인 '피'를 넉넉히 확보하는 것입니다.

물수면 수레바퀴
- **엔진**: 심장의 불기운
- **연료**: 신장의 물기운

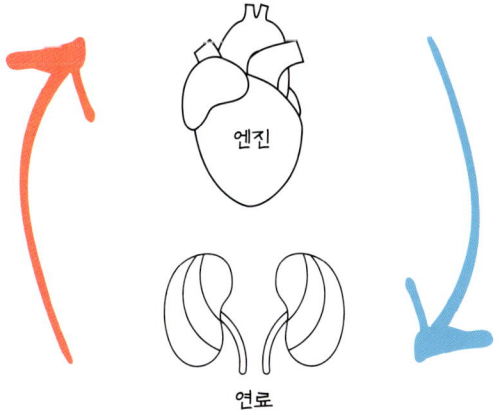

불의 장부인 심장과 물의 장부인 신장 두 축이 서로 융합되어 하나의 순환 체계를 이루고 있는 건강한 상태를 '심신상교心腎相交'라고 한다. 출처: 『공황장애 처방전, 주안심』

수면-각성은
물 순환의 수레바퀴 안에서

    수면과 각성은 위, 아래의 상하 운동을 하며 물 순환의 수레바퀴가 돌아가는 가운데 이뤄지는 생체리듬의 결과물입니다. 밤의 물수면이 회복될수록 낮의 뇌 기능이 활성화되며 아침에 기운이 위로 올라간 만큼 밤에는 더 깊은 물수면으로 내려갈 수 있습니다. 밤의 수면과 아침의 각성 두 주기 간 진폭의 차가 크고 분명할수록 생명력이 활기차게 발산되고, 반대로 진폭의 차가 작아질수록 잠이 얕아지고, 아침 기력도 밍밍해지며, 노화가 가속됩니다.

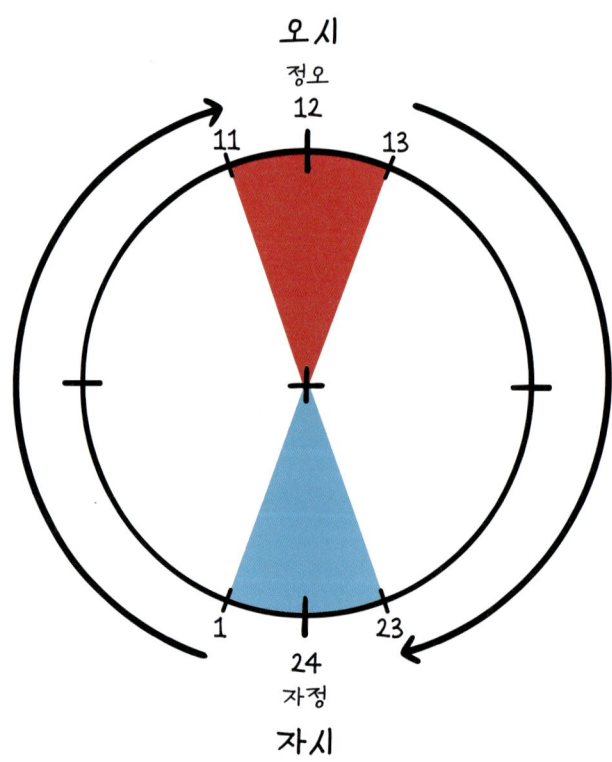

입면을 위한 쿨링다운은 오후 3시부터

입면을 위한 쿨링다운은 방광 기능이 왕성한 시간대(오후 3시~5시)에 시작됩니다. 방광은 우리 몸의 폐수 처리 기관으로 하루 중 쌓인 노폐물을 정리하며 뇌수와 척수를 맑게 하고, 수면을 준비하기 시작합니다. 따라서 3시 이후에는 피가 끓어오르지 않도록 폭식이나 과식을 삼가는 것이 적절한 입면 관리법입니다.

입면을 위한 저녁 식후의 해독 정화

저녁 식후 하루 중 발생한 염증이 뇌의 과각성과 신경 손상을 일으키지 않도록 주심C로 전신을 스크리닝하여 해독 시간을 갖는 것은 입면을 앞당기는 정화의식입니다. C는 음식, 약물, 술, 카페인, 니코틴, 화학물, 스트레스, 염증 등으로 과열된 심장과 뇌를 식혀서 숙면을 돕습니다. 그리고 수면 중 뇌와 간 해독 기능을 원활하게 하여 아침의 대소변으로 노폐물을 배출시키는 기능을 활성화합니다.

물수면 수레바퀴 시간표

시간		장부	특징	물수면 건강생활법
자시子時	23:00~01:00 **동지**	담	· 자시의 물수면 중 하단전 뿌리에 피 공급 · 간·담관 해독, 노폐물 배출, 뇌신경 물청소 · 성장 발달, 세포 재생, 노화 지연, 줄기세포 활성화 · 회복탄력성, 결단력, 자존감 회복	깊은 물수면 진입을 위해 밤 11시 전 수면에 들기 +P: 물수면 유도 ☆☆☆
축시丑時	01:00~03:00	간	· 피를 맑게 하는 간 해독 작용 · 피가 끈적거리는 대사성질환 개선 · 하단전, 두뇌, 장부, 눈, 근육, 전신에 영양 공급 · 각성호르몬, 아침 기상 위한 에너지 축적	해독, 재생 간장애의 개선을 위한 수면 유지
인시寅時	03:00~05:00 **'입춘'**	폐	· '입춘'의 시간으로 폐와 피부 호흡 구멍을 열어 기상과 배설을 위한 밑 작업 시작 · 이때 새벽의 찬 기운 노출 시 비염, 기관지염 악화 · 인시에 깰 준비가 아닌 잠들 준비를 하면 면역력 저하, 우울증, 정신과질환, 뇌신경질환, 비염, 피부염, 자가면역질환 등의 발생 위험↑	비염, 폐기관지의 관리를 위해 **환절기나 겨울철에 새벽 난방 설정**
묘시卯時	05:00~07:00	대장	· 대장이 왕성한 연동 운동을 하는 묘시 · 물수면을 통해 정리된 전날의 독소가 대변으로 배설되는 시간 · 폐-대장은 빨대와 같이 연결되어 있어 인시의 폐기능이 왕성할수록 대장의 해독·배설이 활성화 · 묘시의 배설 기회를 놓치면 대장의 독소가 재흡수되어 호흡 곤란, 피부 건조증, 만성염증, 암, 세로토닌 저하로 인한 우울증 발생 위험↑	대장의 원활한 독소 배출을 위해 **7시 전 기상, 아침 배변 활동**
진시辰時	07:00~09:00	위장	· 진시의 아침 식사는 수면 중 저하된 신체 온도를 정상화함 · 진시의 음식 섭취량과 종류가 뇌 영양 상태를 결정 · 진시의 아침 식사는 위장을 보호하는 최적의 식사 습관임	**'진지(아침 식사)' 들기** 환한 햇빛을 받아 각성호르몬의 분비 촉진 +K: 아침의 피 공급
사시巳時	09:00~11:00 **'입하'**	비장	· 입하의 시간, 활발한 뇌 기능과 신체 활동 가능 · 비장은 위장에서 섭취한 영양분을 심장, 폐, 간, 신 등의 장부와 각 기관에 보내는 역할을 하는데 진시에 음식물 섭취가 부족하면 비장의 활동이 줄어들면서 오장육부, 뇌, 사지의 말단에 피 공급량이 감소함	일과 시작 업무 수행 및 공부에 적합

시간		장부	설명	권장 활동
오시午時	11:00~13:00 **하지**	심장	·업무와 학업 집중 시 점차 과열되면서 열기가 머리로 몰릴 수 있음 ·불안, 초조, 긴장감이 높아질 수 있으므로 주의 ·만성피로증후군, 기면증 등으로 피가 부족한 경우 체력 소진이나 심장 과열 주의 및 에너지 아끼기	점심 식후에 산보와 휴식 **+B : 과열되기 쉬운 심장을 안정시킴**
미시未時	13:00~15:00	소장	·영양분을 마지막으로 흡수하고, 찌꺼기는 걸러 내려 보내는 분리 배출 시작 ·소장은 심장과 짝을 이루기 때문에 심장의 열이 있으면 소장의 영양 흡수 기능과 노폐물 배설 기능이 저하됨	열심히 일 하고, 움직이되 속도를 점차 조절해야함
신시申時	15:00~17:00 **'입추'**	방광	·'입추'의 시간, 수면 준비 시작 ·방광은 일종의 폐수처리관으로 물기운을 대주어 끓어오른 피를 서서히 식히는 역할을 함 ·이때부터 몸은 활동 스위치를 내리기 때문에 생리적으로 피로나 건조증, 허기짐을 느낄 수 있음	쿨링 다운을 하며 휴식을 취하고, 몸을 따뜻하게 함 **+K : 피로, 건조, 허기짐을 느끼는 시간 이므로 혈을 채워줌**
유시酉時	17:00~19:00	신장	·방광의 폐수 처리를 통과하고, 신장의 독소 여과 구간을 지나 맑게 정화된 정과 혈이 신장과 하단 전에 저장됨 ·신장과 하단전에 저장된 정과 혈은 척수와 뇌수 로 공급되며 뇌신경 영양 공급의 뿌리 역할을 함	가벼운 저녁 식사와 충분한 휴식 블루라이트와 조명 줄이기 **+C : 저녁 식후 전신을 스크리닝, 염증과 독소 클렌징, 뇌심부의 온도 상승을 예방하여 입면 유도, 수면 중 해독 활성화, 다음 날 아침의 배변 활동을 촉진**
술시戌時	19:00~21:00	심포	·심포는 심장을 감싸는 '바깥막'을 말하며, 심장을 보호하며 혈맥을 서서히 식힘 ·심장과 심포는 여성의 자궁, 남성의 비뇨생식계 와 임충맥을 통해 연결됨 ·술시에 과식, 폭식, 음주, 과로 등으로 심포와 심장이 과열되면 혼잣말, 섬망 등의 정신 기능 이상이 발생하거나 피가 탁해지면서 심뇌혈관 질환, 부인과 질환, 비뇨생식계 질환의 발생률이 높아짐	7시 이후엔 음식 섭취 자제하기 어두운 조명
해시亥時	21:00~23:00 **'입동'**	삼초	·'입동'의 시간, 물수면 준비에 본격적으로 돌입 ·삼초는 전신의 상중하부의 물 순환을 조절하여 뇌, 신장, 폐, 비, 방광 등에 진액과 피를 공급 ·적정 체온 유지를 하며 수면 중의 수액 대사 및 호르몬 활성화 준비	수면을 준비하고 잠자리에 들기 **+P : 깊은 단계의 수면으로 이끄는 수면 호르몬 분비 촉진**

'온도'와 '빛'에 반응하는 물수면 수레바퀴

물수면 수레바퀴는 온도와 빛에 반응합니다. 수면장애 치료는 '뇌온도'와 '빛' 조절이 전부라고 해도 과언이 아닙니다. 뇌 온도와 빛-어둠에 대한 감도 조절만으로도 수면장애를 충분히 극복할 수 있습니다. 사고, 수술, 통제 불능 등의 응급 상황 외에는 심장과 뇌 손상 축적의 치명적인 위험을 감수하며 수면제 등의 화학 약물을 장기간 사용할 이유가 없습니다. 뇌 신경계는 인위적으로 관여할수록 자체의 조화로운 생태계가 파괴되기 때문입니다.

한편, 밤의 밝은 조명, 특히 스마트폰이나 컴퓨터 등에서 발생하는 푸른 빛인 '블루라이트'는 멜라토닌의 분비를 강력히 방해합니다. 한 연구에 따르면 저녁에 스마트폰을 사용했을 경우 폰을 사용하지 않은 날보다 멜라토닌 분비 시작이 30분 지연됐고, 총 멜라토닌 분비량이 38.7% 감소한 것으로 나타났습니다. 따라서 잠들기 2~3시간 전부터 TV나 스마트폰을 멀리하는 것이 바람직합니다. 하지만 블루라이트나 조명을 차단하여도 눈 망막의 손상, 시신경 기능 저하, 시상하부 노화, 송과체의 퇴화 등이 발생하면 빛-어둠에 대한 감도가 떨어져서 수면장애가 발생합니다.

특히 멜라토닌 분비의 핵심 역할을 하는 송과체는 사춘기 이후 퇴화가 시작됩니다. 따라서 수면-각성 주기를 안정적으로 관리하기 위해서는 청소년기 전부터 뇌 뿌리인 하단전에 물기운을 공급하여 뇌 송과체 퇴화에 대비하는 것이 적절합니다. 또한 하단전 물기운 공급은 눈 망막과 시신경에 영양을 공급하여 빛과 어둠에 대한 감도 강화 작용을 합니다.

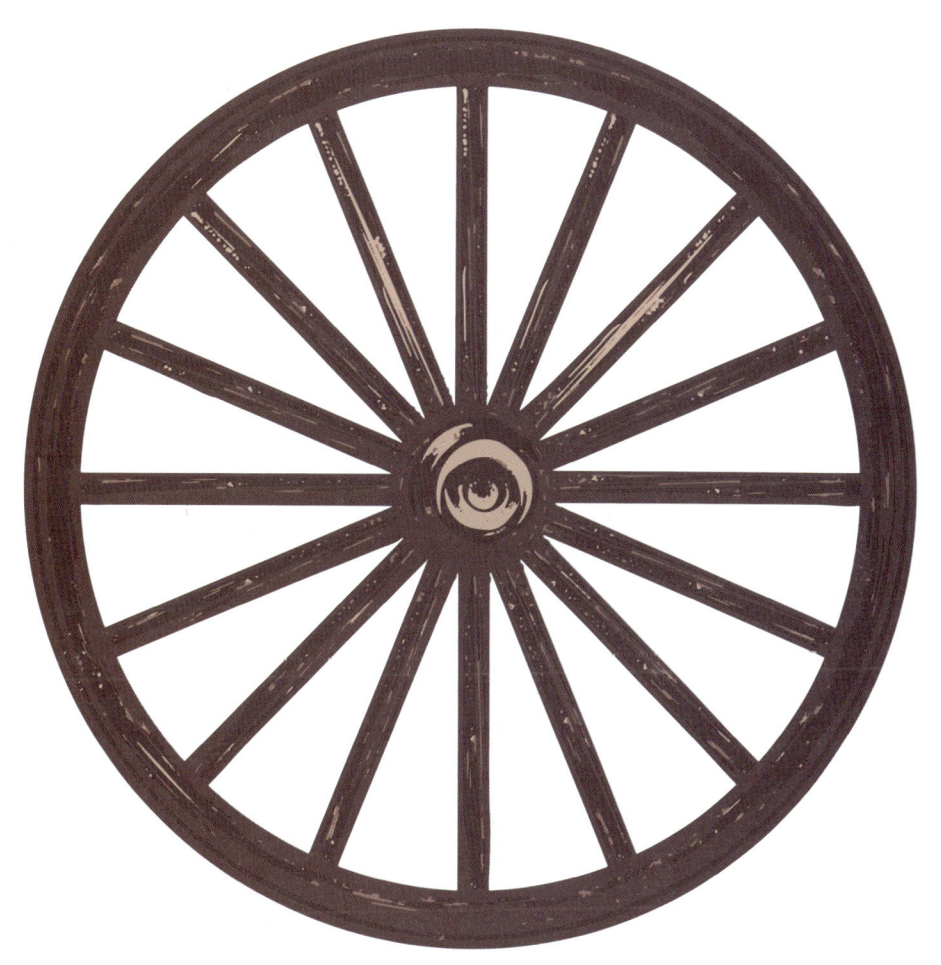

뇌 온도

수면-각성 주기를 관리하는 뇌 시상하부는 신체 온도를 감지하여 자율신경계를 조절합니다. 이 과정에서 수면 시 뇌심부의 온도가 1도가량 떨어지면서 물수면의 수레바퀴는 음의 구간을 순환하고, 아침에 각성할 때 약 1도 상승하면서 양의 구간을 순환합니다.

온도에 민감한 시상하부의 기능 손상 방지를 위해선 하단과 같은 생활 수칙을 준수하며 뇌 과열을 피해야 합니다. 단, 생활 수칙을 지켜도 뇌 열기가 꺼지지 않는 경우는 과도하게 반복된 불기운이 신체화로 전환된 것으로 심장 안정과 염증 배출을 통해 뇌 온도를 식히는 '온도 조절제'가 필요합니다.

<뇌 과열 식히는 생활 수칙>

✓ 밤 야식은 물론, 오후 3시 이후 과식, 폭식, 자극적 음식 피하기
✓ 알코올, 니코틴, 카페인, 진통제, ADHD 각성제, 마약류 약물 최소화하기
✓ 주 2~3회 적절한 강도의 운동하기
✓ 수면 전 과도한 운동, 생각, 공부, 일 줄이기

심장 안정, 염증 제거로 뇌 과열을 식히는 온도 조절제 BC ☆☆☆

빛-어둠

빛과 어둠은 물수면 수레바퀴의 운행을 촉발하는 신호입니다. 눈의 망막에서 처리된 빛에 대한 시각 정보는 시신경을 통해 시상하부의 시교차상핵을 지나 송과체에 전달됩니다. 송과체가 밤 어둠 신호에 반응하면 멜라토닌이 활성화되면서 잠들고, 아침에 빛을 인지하면 멜라토닌 분비가 억제되면서 깨어나는 것이 정상적인 생체 리듬 패턴입니다.

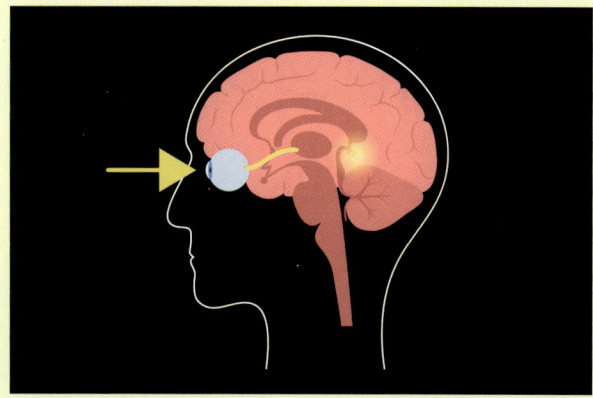

[눈-시교차상핵-송과체]는 물수면을 위한 빛-어둠 신호 감지 기관 라인업

<빛-어둠 감도 높이는 생활 수칙>

✓ 침실 밝기는 계절에 따른 변화와 함께 해가 지는 시간 및 뜨는 시간에 맞추기
✓ 해가 지는 초저녁부터 조명을 어둡게 하고, 밤에는 뇌가 어둠을 확실히 인지하도록
   빛 차단하기(밤 어둠이 멜라토닌 분비를 촉진하여 입면 지연을 예방함)
✓ 새벽에 서서히 빛이 들게 하고, 일어날 시간엔 쨍한 볕을 받으며 기상하기
   (아침 햇빛은 멜라토닌을 억제하여 아침잠을 예방함)
✓ 낮엔 자연광을 충분히 쬐기(낮에 빛을 받으면 세로토닌 형성-밤에 멜라토닌으로 전환)
   뇌 송과체 퇴화 지연, 시신경 기능 강화로 빛-어둠 감도 회복제 KP ☆☆☆

물 수레바퀴의 중심, 북극성과 심장

북극성(Polaris)은 북쪽에서 방향과 위도를 알려주는 길잡이 별로 인류 역사상 수많은 항해자와 조난자가 이 북극성을 기준으로 자신의 활로를 찾아갔습니다.

밤 하늘의 별들은 북극성을 중심으로 수레바퀴와 같이 일주 운동을 하고, 우리 몸은 심장을 중심으로 물 순환의 회전 운동을 합니다.

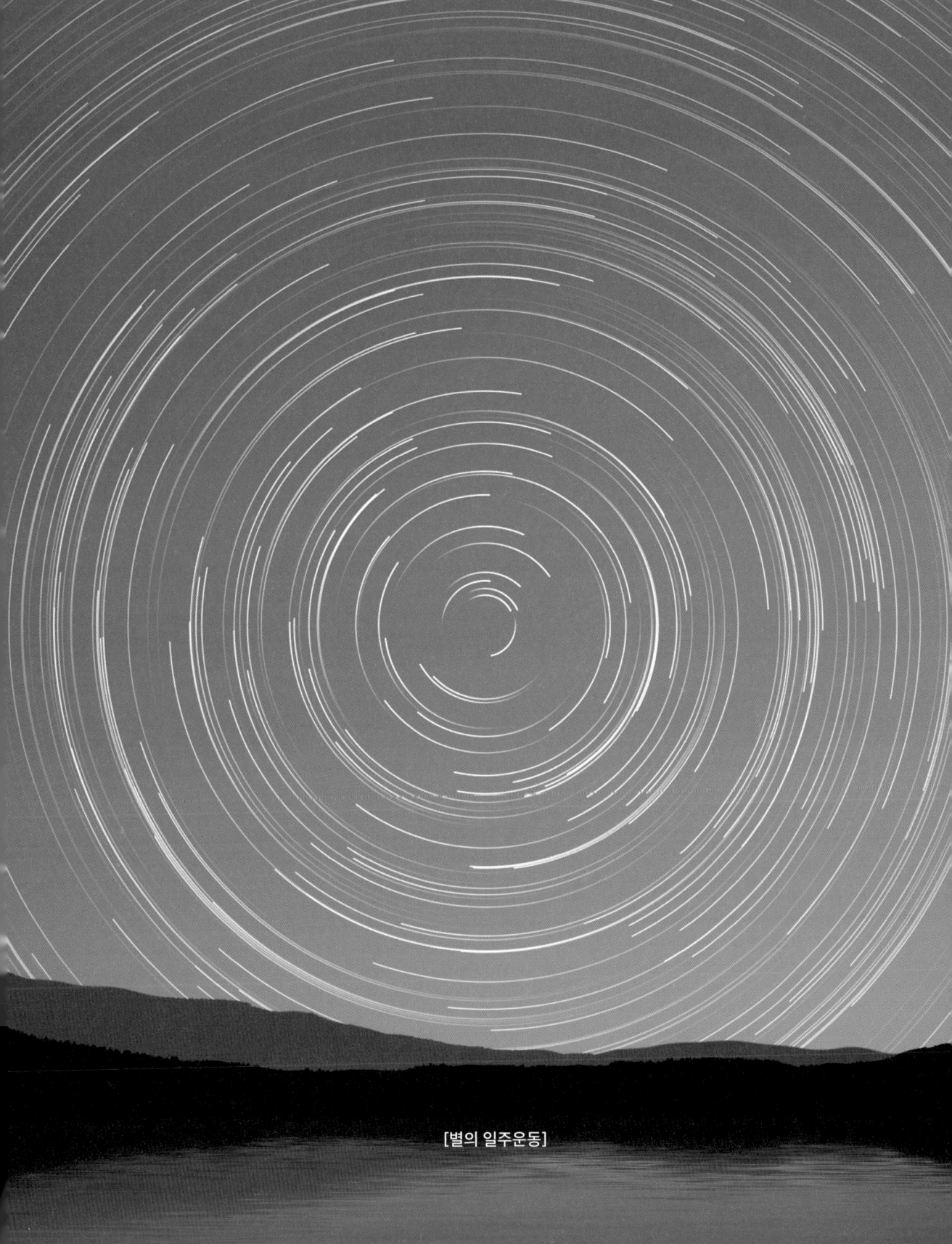

[별의 일주운동]

'찾았다! 바로 저 별이야, 우리를 집으로 인도해줄…'

북두칠성은 북극성을 가리키고 있는 '하늘의 화살표'입니다. 국자 모양의 손잡이 국자 모양의 손잡이 끝에 위치한 두 별의 길이를 5배로 늘리면 그 자리에서 북극성을 찾을 수 있습니다. 한반도와 만주에 분포하는 고인돌에서 종종 북두칠성이 발견되는데, 북극성을 중심으로 북두칠성이 동심원을 그리면서 일주하는 모습은 '왕의 수레바퀴'를 상징하기도 합니다. 군주된 심장이 물 순환의 주체가 됨과 일맥상통하는 부분입니다.

"하늘에서는 북두칠성이 중심이 되고,
사람에서는 심장이 중심이 된다."
"天以斗爲機, 人以心爲機."

『동의보감』 신형문

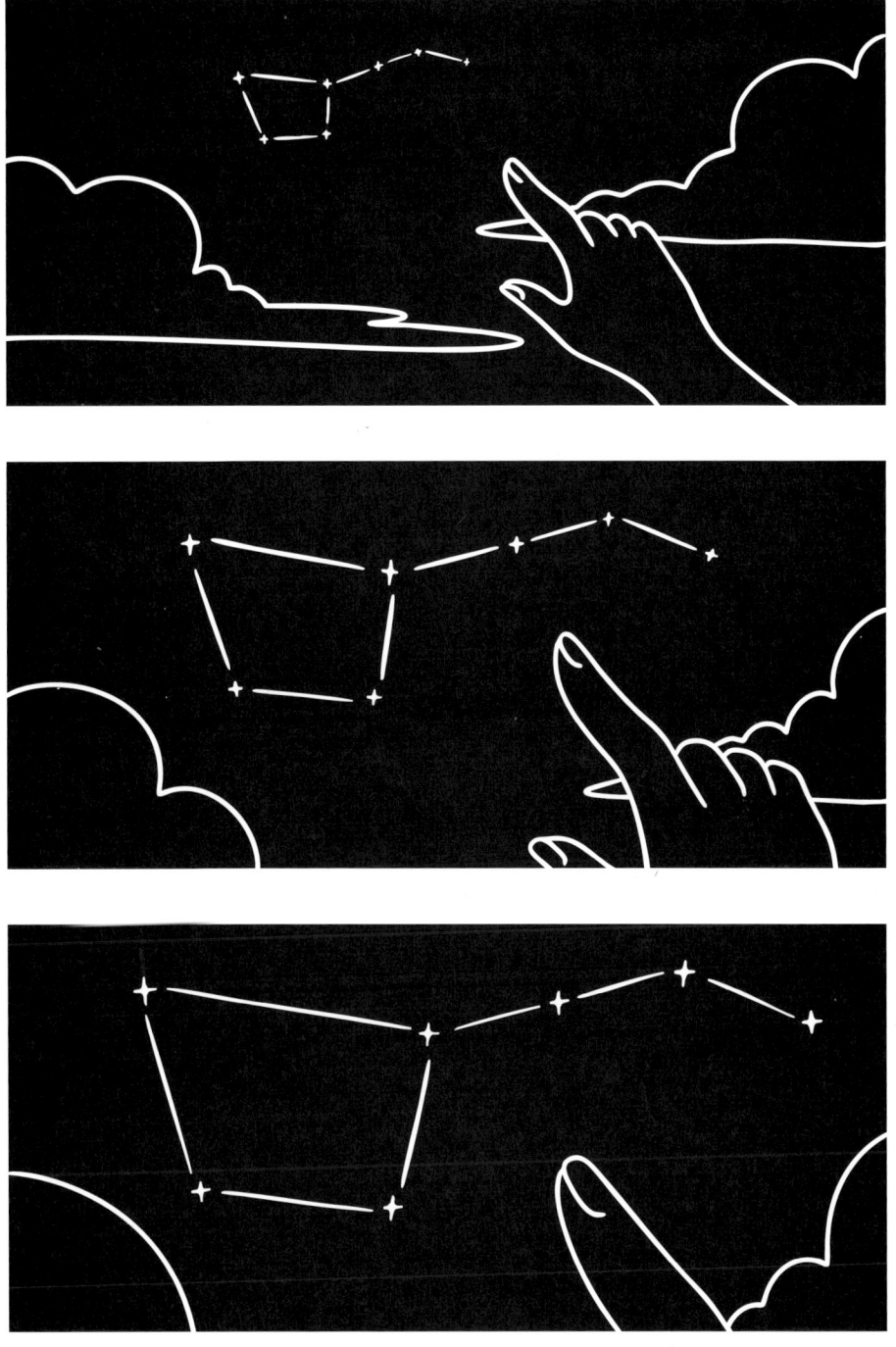

PART 2
수면장애는 불기운

수면장애는 불기운

　수면장애 실체는 뇌 과열과 뇌 노화를 일으키는 불기운입니다. 불은 1차적으로 활활 타오르며 압력을 높이는 **▲양적 특성의 '뇌 과열'**로 나타나고, 태울대로 태우면 2차적으로는 황폐함과 메마름의 **▲음적 특성의 '뇌 노화'**를 남깁니다.
불기운인 양이 극에 달하면 피마름과 냉증인 음의 병증이 시작되는데 이는 당연한 이치입니다.

수면장애의 종류

[뇌 과열의 유형]

뇌 과열이 발생하면 시상하부의 기능이 망가지면서 아래와 같은 증상이 발현되며, 뇌 과열은 뇌 노화를 촉진합니다.

▲ 입면이 늦춰짐
▲ 코골이, 수면무호흡증
▲ 야경증
▲ 자율신경실조증

[뇌 노화의 유형]

뇌 노화가 일어나면 송과체의 퇴화가 진행되어 수면을 촉진하는 멜라토닌의 분비량이 현저히 줄어듭니다. 이 때문에 입면은 물론이고, 수면 중 뇌가 휴식을 취하는 깊은 단계의 물수면이 어려워집니다.

▲ 수면 유지 어려움
▲ 야간빈뇨
▲ 악몽, 몽유병, 기면증
▲ 렘수면 행동 장애
▲ 하지불안증후군
▲ 분리불안장애
▲ 사춘기 불면증, 갱년기 불면증
▲ 수면 중 숨막힘
▲ 만성피로증후군
▲ 아침잠, 낮 졸음, 몽롱함

불기운의 상중하 원인

수면장애 불기운은 크게 다음과 같은 3가지 상중하 부위의 신체 불균형에 의해 발생합니다.

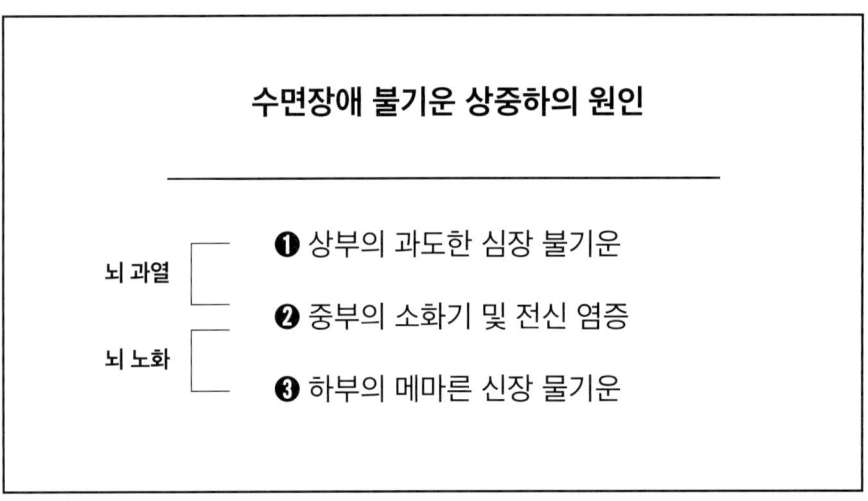

①, ②는 **뇌 과열**, ③은 **뇌 노화**의 주요 원인입니다. ①에서 ③으로 진행될수록 수면장애가 만성화되고, 악화됩니다.

수면장애 불기운 진행 과정

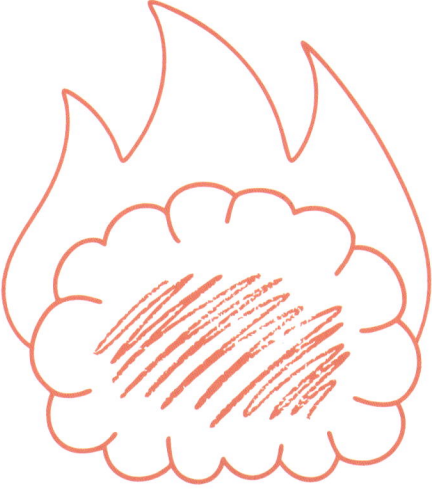

1차 : 뇌 과열

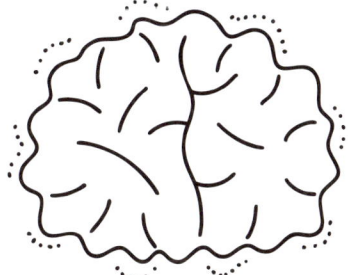

2차 : 뇌 노화

1 수면장애의 상부 원인: 과도한 심장 불기운

심장의 불기운이 발생하면 뇌심부 온도 상승으로 수면장애, 특히 입면장애가 나타납니다. 심장 불기운의 지표는 자율신경실조증, 불안, 과긴장, 강박증, 공황장애, 비염, 알레르기, 폐 기관지 염증, 신경성 소화불량, 역류성식도염 등을 들 수 있습니다.

<심장 불기운의 주요 원인>

- 심장 과항진의 원인, '그 일, 그 생각'
- 불안, 긴장, 스트레스, 강박, 과도한 생각
- 공부, 업무, 정신노동 감정노동
- 심장 두근거림, 우울, 답답함, 신경성 소화불량
- 사고 후유증, 심뇌혈관질환, 만성염증, 감기, 전염병
- 약물·마약류 사용의 부작용

<불면증 진단의 주요 항목>

- 수면 개시가 어려움
- 수면 유지가 어려움
- 이른 아침에 각성한 후 다시 잠들기가 어려움
- 수면장애로 현저한 기능 장애 발생
- 수면 문제가 주 3회 이상 발생, 3개월 이상 지속
- 적절한 수면의 기회가 주어졌는데도 발생

↳ 심장이 불안하면 찌그러지는
수면 시간표

심장은 '불의 장부'입니다. 심장의 통솔된 불기운은 생명을 유지하며 맥박과 호흡이 끊이지 않도록 자율적으로 관리합니다. 우리 몸은 심장을 중심축으로 아침 기상과 밤수면의 시간표가 수레바퀴 모양으로 정돈됩니다. 이를 '일주기 리듬'이라고 합니다.

하지만 군주가 중심 자리를 지키지 못하면 온 나라가 혼란스러워지듯이 군주 장부인 심장이 불안하면 기준점이 흐트러지면서 수면-기상을 조절하는 몸의 시간표가 제멋대로 찌그러집니다. 특히 심장의 과도한 불기운으로 뇌심부 온도가 올라가면 시상하부의 자율신경계 기능이 망가지고, 뇌신경의 노화가 촉진됩니다. 자율신경 실조증이 일어나면 소화불량, 가슴 두근거림, 상열감, 어지럼증, 수족냉증, 호르몬 문제 등이 순차적으로 나타납니다. 자율신경실조증과 뇌 노화의 원인 치료를 할 때 가장 먼저 해야할 일은 최상층인 심장 불기운 식히기입니다.

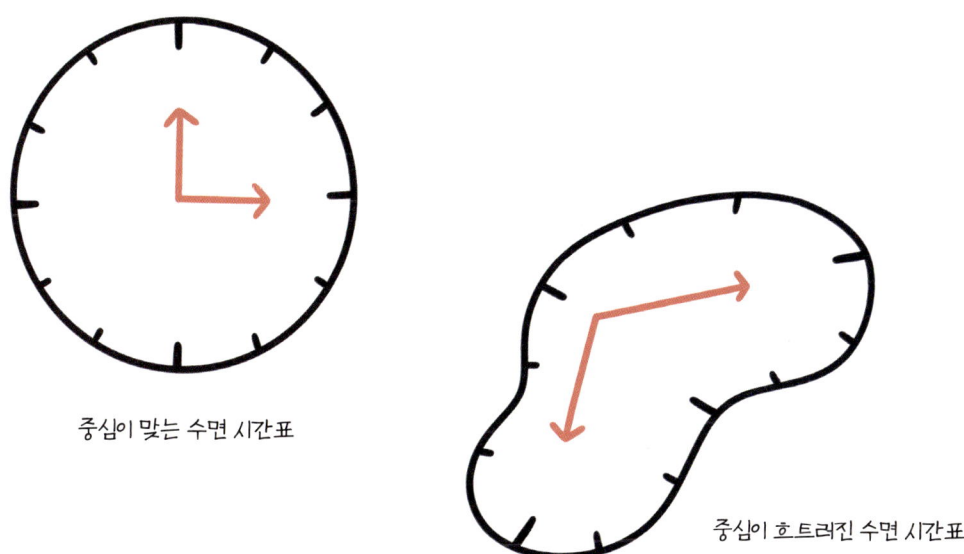

중심이 맞는 수면 시간표

중심이 흐트러진 수면 시간표

↳ 자율신경계 제1지배 계층, 심장

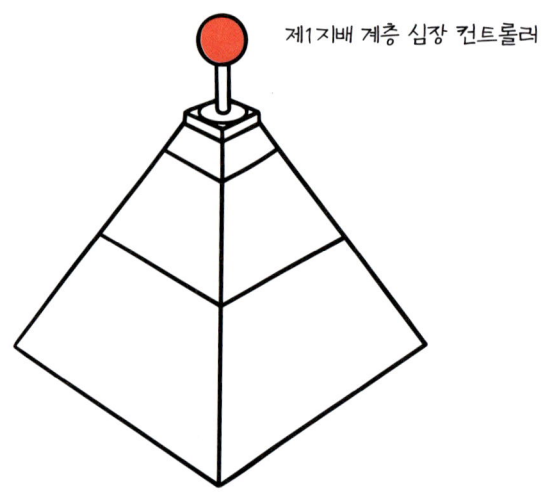

제1지배 계층 심장 컨트롤러

심장은 우리 몸의 제1지배 계층입니다. 피라미드 시스템 최정점에서 하위를 통솔하는 군주와 같은 장부로 혈맥 시스템을 통해 전신의 모든 기관에 관여합니다. 군주가 애민정신으로 국정을 다스리면 신하들이 따르고, 나라가 발전하며, 국방 체계가 강화됩니다. 그러나 군주가 폭주하면 신하들이 비리와 반역을 꾀하고, 민중이 들고 일어나며, 사회를 통제할 수 없게 됩니다. 무엇보다 혼란한 정세를 틈타 외세가 침략하고 유린당하는 굴욕적인 상황도 피하기 어려워집니다.

우리 몸의 제1지배계층인 심장 컨트롤러 주도권을 내 손에 쥐고 안정적으로 관리하면 하위 개체가 상위 계급에 복종하며 생체 시간표가 자동으로 운영됩니다. 이를 통해 마치 치료의 추월 차선에 올라탄 것과 같이 면역력이 강화되고, 재생 속도가 빨라지며, 노화 속도는 늦어집니다.

반대로 심장 컨트롤러를 병증에 빼앗기면 자율신경실조증이 발생하여 심장은 물론, 하위 시스템이 들고 일어나 복잡하고 끝없는 만성염증과 전염성질환의 군단이 나를 공격하기 시작합니다. 이때는 하위 개체들을 일일이 직접 상대하기에 앞서 심장을 안정시키는 것이 1순위입니다.

한편, 눈치 빠르게 인간의 심장 컨트롤러를 손상시키는 전략으로 병증의 추월 차선을 타고 들어오는 '영리한' 침입자들이 있습니다. 그중 하나는 코로나19 바이러스입니다.

↳ 코로나19 팬데믹이 열어준 '불수면' 시대

코로나19 바이러스는 감염 후 신경정신병적 후유증을 경험할 확률이 일반 호흡기질환보다 70% 높다는 연구 결과가 발표된 바 있습니다. 특히 코로나19 바이러스 감염 후 불면증, 불안장애, 우울증, 인지 기능장애, 브레인포그, 자가면역질환, 뇌염, 뇌졸중 등 다양한 질환에서 장기적인 위험성이 현저히 커진 것으로 분석되었습니다. 그밖에 다수 연구를 통해서 코로나19 바이러스는 완치 2년 후에도 정신 질환 등의 부작용 발생 가능성이 높은 것으로 알려져 있습니다.

이는 코로나19 바이러스가 감염 시 심장을 폭발적으로 과열시키는 바이러스라는 점과 연결됩니다. 코로나19 바이러스는 심장 근육에 직접 침입하여 심박수를 급격히 올리고, 치명적인 염증을 유발합니다. 그러므로 확진 후 심근염, 심장마비, 심장질환, 심뇌혈관질환 등의 발생률이 높아집니다. 하지만 바이러스에 의한 심장 과열은 병증의 서막에 불과합니다.

코로나19 바이러스의 큰 그림은 '불수면' 시대의 포문을 여는 것을 포함합니다. 코로나19 바이러스(**'백신 부작용' 포함**)에 의한 심장 과열은 뇌심부 온도 상승과 뇌 노화를 유발하여 수면장애, 즉 '불수면'을 일으킵니다. 한번 과열이 시작된 심장 불기운은 스스로 꺼지지 않기 때문에 팬데믹이 수년 지난 후라도 오히려 불수면이 악화되면서 후유증이나 부작용은 만성피로, 냉증, 면역체계 붕괴, 염증, 암, 심뇌혈관질환 등으로 업그레이드되어 진행 중일 가능성이 높습니다.

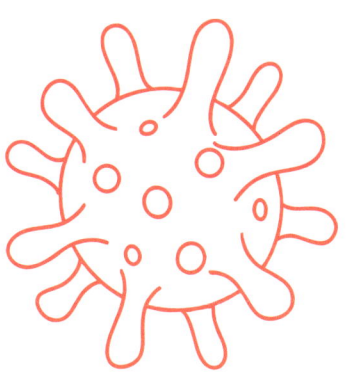
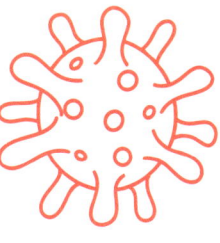

코로나19 팬데믹 후 현재까지도 ▲롱코비드 증상 ▲백신 부작용 ▲신경정신과질환 ▲자가면역질환 ▲만성피로 ▲수면장애를 경험하고 있다면 혈맥 시스템 순서대로 손상되는 염증 공장이 몇 년째 가동되며 뇌 노화를 촉진하는 중일 수 있습니다.

심장 과열을 통한 불수면 가동은 궁극적으로 면역체계를 교란시켜서 자기가 자기를 공격(자가면역 질환)하여 스스로 붕괴시키는 단계에 이르기 때문에 바이러스로서는 인간의 수명을 단축하는 데 손대지 않고 코푸는 격으로 손쉽고도 핵심적인 전술인 셈입니다.

불수면 시스템을 연동시켜 체계적이고, 기민하게 공격해오는 군단에 맞설 때 주먹구구식의 산발적 대응으로는 승산이 없습니다. 코로나19의 전략 그대로 받아쳐서 응수해야 제법 싸워볼 만한 게임이 됩니다. 우리의 물수면 치료 전략은 이러합니다.

| 코로나19 팬데믹 열어준 불수면 시대의 물수면 치료 전략 |

① 심장과 뇌의 불기운을 식혀서 제1지배 계급 컨트롤러를 다시 쟁탈

② 혈맥 시스템 순서대로 재생되는 물수면을 반복

③ 피 에너지 공급으로 뇌 노화 지연

④ 교란된 면역 체계 회복의 선순환

"주안심 세트를 먹으면서 코로나 백신 부작용을 겪은 이후로

제일 사람답게 살고 있는 것 같습니다.

머리 압이 차고, 손발저림, 이명, 신경통, 근육통, 마비감, 불안, 불면증이었는데..."

2 수면장애의 중부 원인: 소화기·전신 염증

염증炎症 이란 한자어의 염炎에는 불이 '두 개' 있습니다. 불기운이 중첩된 염증은 심장 불기운 과열의 결과물인데, 1차적으로는 심장의 아들 장부인 소화기 염증으로 나타나고, 2차적으로는 심장의 혈맥 시스템을 통해 전신으로 확장됩니다. 이는 마치 불덩어리가 도깨비불처럼 춤을 추며 이리저리 날아다니며 산 전체를 태우는 것과 같습니다.

혈맥 시스템을 타고 전신에 확장된 불덩어리 염증은 불기운의 특성상 위로 올라가 뇌의 압력을 높이고, 두통, 어지럼증 등과 더불어 뇌 흥분을 불러옵니다. 이 때문에 입면 시간이 늦어지고, 수면 중 잦은 각성, 수면 중 무호흡증, 코골이, 렘수면장애, 심혈관계 질환, 뇌졸중 등이 발생할 위험성이 높아집니다.

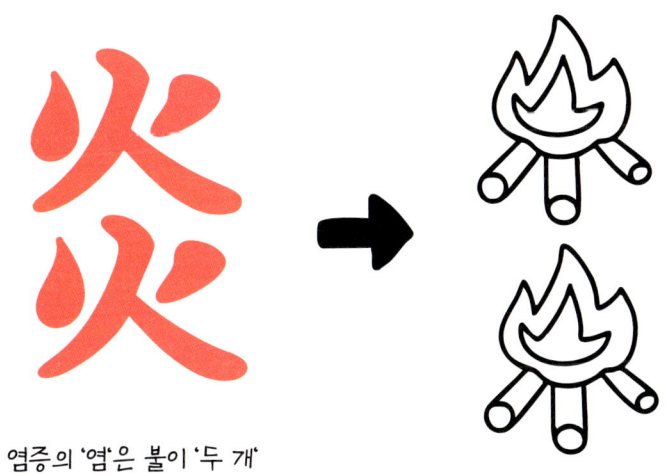

염증의 '염'은 불이 '두 개'

↳ 염증의 지표: 소화장애, 통증, 우울증

　전신 염증의 지표는 주로 소화장애, 통증, 우울증으로 나타납니다. 소화기 염증으로 열독이 명치까지 그득하게 차 있으면 순환이 막히고, 정체가 되면 미식거림, 울렁거림, 우울증, 공황장애, 숨막힘, 가슴 답답함, 역류성식도염, 위염, 위궤양, 변비, 설사, 수족냉증, 부종, 마비감, 폐기관지 염증, 천식, 피부질환 등이 발생합니다. 또 정체는 통증을 일으키기 때문에 두통, 근육통, 복통, 생리통 등의 통증 양상이 수반됩니다.

　무엇보다 소화기 염증은 미주신경 연결 고리를 통해 뇌의 세로토닌 분비를 저하시켜 우울증을 불러옵니다. 또 세로토닌은 밤의 멜라토닌으로 전환되기 때문에 낮의 세로토닌 부족은 밤의 멜라토닌 결핍을 유발하여 수면장애로 이어집니다.

　우울증과 염증은 동전의 양면과 같은 관계입니다. 과도한 생각, 긴장, 불안, 스트레스를 너무 참으면 극복이 아니라 신체화 장애로의 전환이 시작되어 소화기 정체, 염증, 우울증이 나타납니다. 막힌 것이 주요 원인인데 약물로 과도히 누르기만 하면 우울증의 원인인 염증성 열독의 밀도가 더 높아질 수 있습니다. 항우울제의 부작용 중의 하나가 '반동성 우울증'인 이유입니다.

　따라서 [우울증=염증]이라는 공식에 따라 치료는 소화기 및 전신의 염증 덩어리 해체와 제거에 먼저 집중하도록 합니다. 몸이 깨끗해지면 우울증이 개선됩니다.

<입면장애를 일으키는 염증의 주요 원인>

트라우마, 충격, 과도한 생각, 우울증, 감기약·항생제·스테로이드제·
약물·마약류, 알레르기, 자가면역질환, 과식·폭식·야식 등의 식이장애,
술, 카페인, 식품 첨가물, 감기, 전염성 질환, 퇴행성 관절염, 간염,
우울증·ADHD·파킨슨병·알츠하이머의 유전성 등

↳ 염증을 지배하느냐, 지배를 받느냐

뇌 과열로 수면장애가 발생하면 병증과의 두더지 게임이라도 시작된 듯 한 놈, 두 놈 잡아도 불편한 곳이 여기저기에서 끝없이 튀어나옵니다.

갑자기 예상치 못한 곳에서 증상이 튀어나오기에 병증이 불규칙적이고 맥락이 없는 것 같지만 질병은 혈맥 시스템을 타고 체계적인 순차에 의해 만성염증을 일으키며 몸을 점령합니다. 다만, 이 시스템을 모르면 병의 순서를 가늠할 수 없고 변화를 예측하기가 어려우니, 때리는 대로 당할 수밖에 없고, 뒤꽁무니만 쫓으며 스테로이드나 항생제 등으로 수습하기에도 벅찰 뿐입니다.

지배하느냐, 지배를 받느냐의 관건은 혈맥 시스템의 주도권을 어느 쪽이 쟁취하는지에 달려 있습니다.

"예전엔 왜 몸이 건강하지 못할까 걱정을 많이 했는데,
요즘엔 그런 생각을 안 하는 것 같아요"

"피부 가려움증으로 10년 이상 병원에 다니면서 스테로이드 치료를 받았는데,
치료 한 달 만에 피부가 좋아져, 오랫동안 고생했던 것이 이렇게..."

↳ '뇌를 불태우는' 전신 염증 확장의 심장 혈맥 시스템

혈맥 시스템의 주도권을 잡고, 몸과 정신을 최상위 개체로서 품위 있게 관리하기 위해서는 심장의 혈맥 시스템을 알아야 합니다.

심장의 혈맥 시스템은 일종의 '장부 가족 관계도'입니다. 관점에 따라 다양한 관계도가 성립될 수 있는데, 그중 자연 변화의 순서인 목-화-토-금-수 오행五行의 상생 순서에 의해 유기적으로 묶여 있는 심장의 혈맥 시스템을 대표적으로 꼽을 수 있습니다. 혈맥 시스템 순서에 의해 병증이 악화되기도 하고, 반대로 몸이 개선되기도 합니다.

<'뇌를 불태우는' 전신 염증 확장의 심장의 혈맥 시스템 순서>

심장-소화기-폐-신장-간장

병증의 측면에서 살펴보면 혈맥 시스템의 중심에 있는 심장 과열은 아들 장부인 소화기의 정체를 초래하고, 그다음 순서인 폐 기관지 염증이 알레르기 질환, 피부 및 점막 병증, 자가면역질환 등으로 나타납니다. 이 과정에서 뇌심부 온도가 상승합니다.

그리고 신장과 간장 및 하단전의 정혈이 마르면 '하단전-복부·척추-뇌'의 임·독맥 라인의 물기운이 부족해집니다. 임맥과 독맥은 몸의 정준선을 흐르는 줄기 경맥으로 뿌리인 하단전에서 뇌로 물기운을 공급합니다. 하단전의 피 고갈은 임·독맥 경로를 따라 비뇨 생식계 질환, 척추·관절 질환, 뇌 신경 기능 저하, 호르몬 불균형을 일으키며 궁극적으로 뇌 노화의 가속화를 유발합니다. 또 신장과 간장의 피 부족은 심장의 과열과 뇌 흥분을 일으키며 악순환이 다시 반복됩니다.

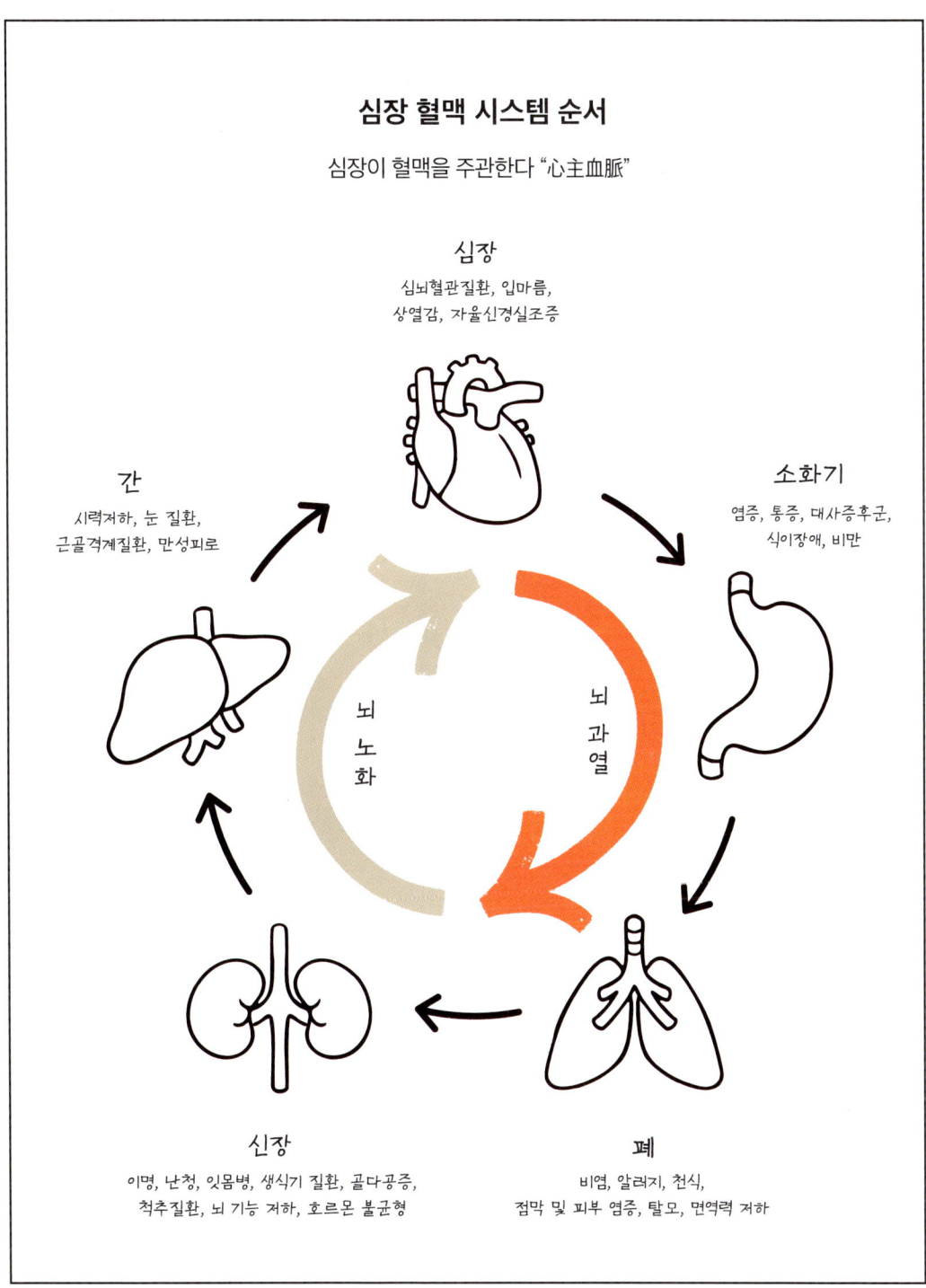

3 수면장애의 하부 원인: 메마른 신장 물기운

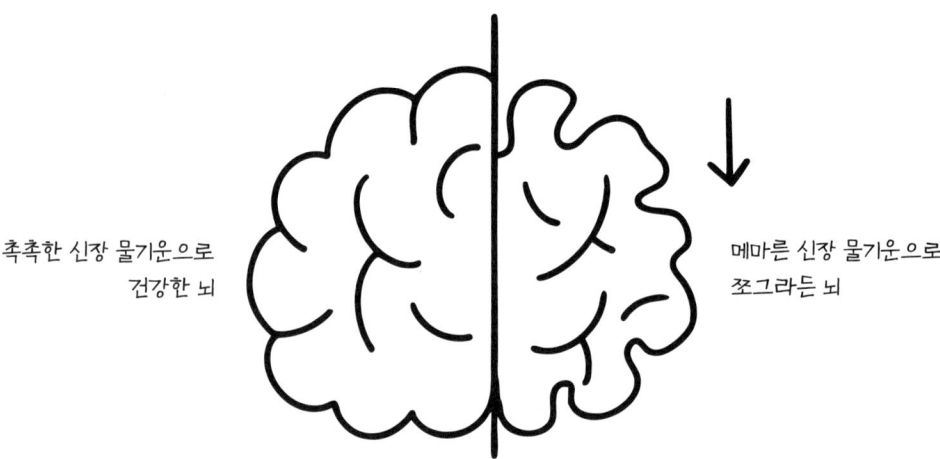

촉촉한 신장 물기운으로 건강한 뇌

메마른 신장 물기운으로 쪼그라든 뇌

　심장 과열과 전신 염증은 처음엔 화마와 같이 큰불을 일으킵니다. 하지만 화마가 휩쓸고 난 뒤에는 극도의 피 마름이 남게 됩니다. 하단전에 가득히 있어야 할 피가 마르고 부족해지면서 아랫배와 하지 말단에는 냉증이 나타나며 뇌는 위축됩니다.

　피가 마르면 시신경 기능 저하, 뇌 시상하부 노화, 송과체 퇴화 등으로 멜라토닌 호르몬 분비가 저하되면서 뇌도 잠을 자는 3·4단계의 깊은 물수면에 드는 것이 어려워집니다. 그리고 잠을 더라도 공황발작, 숨막힘, 야간빈뇨 등으로 중간에 자주 깨고, 다시 잠들기가 힘들어집니다.

↳ 피 부족 냉증의 지표:
만성피로, 면역계 붕괴, 노화

    신장의 물기운 즉, 피가 부족해지면 뇌 송과체 퇴화로 수면이 얕아져서 재생의 기회를 놓치기 때문에 면역 체계 붕괴, 신체 노화가 급속히 진행됩니다. 물기 없는 흉년의 때와 같이 장부가 메마르고, 촉촉해야 할 피부가 쩍쩍 갈라집니다. 휴식으로도 해갈되지 않는 만성피로에서 벗어나기 힘들어집니다.

    흉년엔 어떤 노력을 해도 결실을 기대하기 어렵습니다. 따라서 일일이 열거하기도 어려운 각종 지표가 곳곳에서 나타납니다. 면역 체계 손상, 정신과질환, 호르몬 문제, 생식 기능 저하, 소화기질환, 식이장애, 가속노화, 재생 지연, 심뇌혈관질환, 만성피로증후군 등이 피 부족의 주요한 시그널입니다.

<얕은 수면, 피 마름의 주요 원인>

갱년기·사춘기 호르몬 불균형, 노화, 열성질환, 약물 오남용, ADHD 각성세,
심뇌혈관질환, 정신과질환, 중독, 밤샘 작업, 교대근무, 과로, 피로 등

수면장애는 머리는 뜨겁고, 아래는 차가운 체열 불균형

심장의 불기운이 과항진되면 머리가 뜨거워지고, 신장의 물기운이 메마르면 아래는 차가워지는 불균형이 나타납니다. 머리가 맑아지는 물수면은 두한족열頭寒足熱 균형의 결과이며, 불수면 수면장애는 두열족한頭熱足寒의 불균형에 기인합니다.

두한족열頭寒足熱의 결과

머리가 맑아지는 물수면

두열족한頭熱足寒의 결과

머리가 뜨거운 불수면

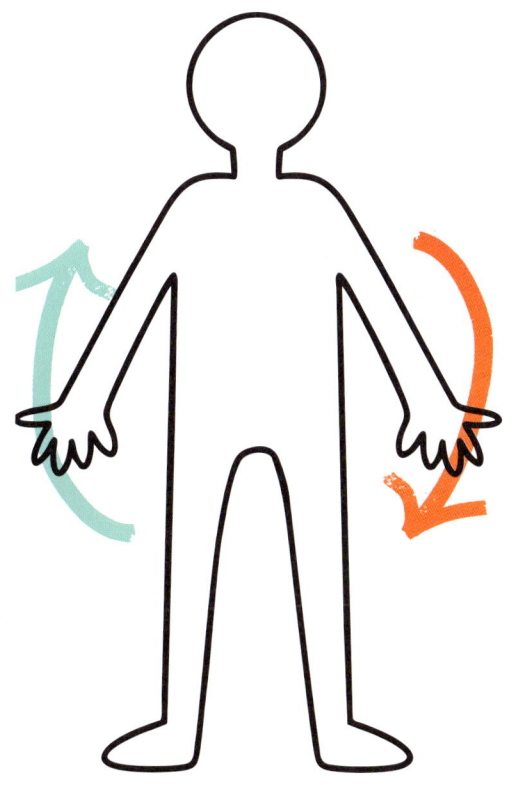

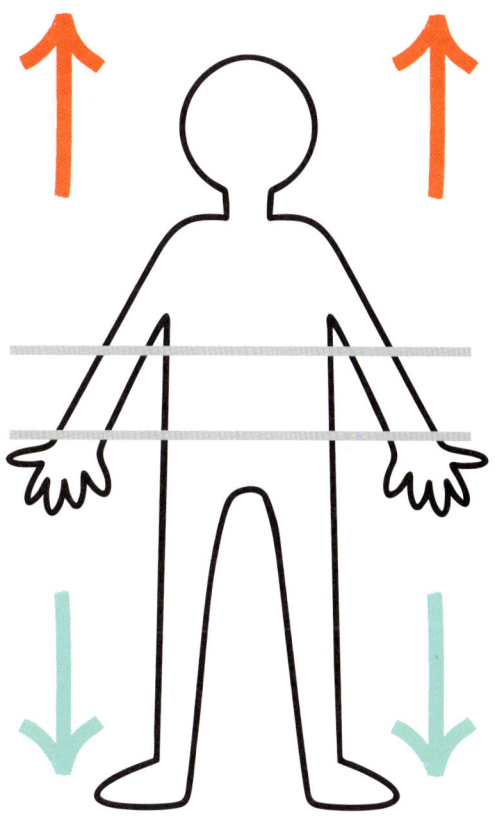

수면은 순환의 수레바퀴 안에서 정돈된 균형

수면장애는 순환의 수레바퀴를 벗어난 불균형

PART 3

물수면 BCKP

두한족열 순행자는 수면,
두열족한 역행자는 불면

위에서 차가운 기운이 내려오고, 아래에서 따뜻한 기운이 올라오는
물과 불의 순행 시스템에 올라타면 물수면이 이뤄집니다.
하지만 역행하면 수면장애가 발생합니다.

순행 시스템 예시

- 지구의 물의 순환
- 한옥의 온돌 난방
- 사람의 두한족열

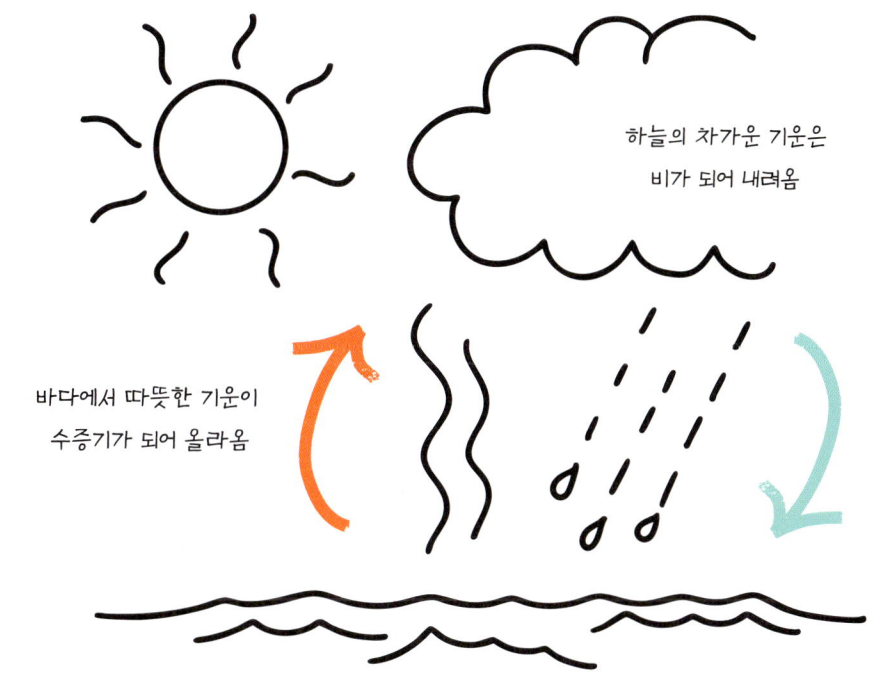

수승화강을 돕는 물수면 BCKP

BC는 머리로 올라온 뜨거운 불기운을 식혀서 내리고, KP는 하단전에 물기운을 공급해서 따뜻한 기운을 올려줍니다.

| BCKP 특징 |

- 마일드한 중약불 강도의 약성으로 장기 복용에 적합
- 수면 중의 간해독 활성화로 장기 복용 시 간 기능 개선 작용
- 다양한 조합으로 체질과 증상에 따른 '조색' 가능
- 유소아에서 노년기까지 사용할 수 있는 가족 치료제

두한頭寒 치료제, BC
(주안심B, 주심C)

불기운 식히는 BC

B: 심장 과열, 뇌흥분 안정
C: 순환장애, 전신 염증 치료

족열足熱 치료제, KP
(주심K, 주보혈P)

물기운 회복의 KP

K: 영양 부족, 식이장애, 약물 과용 개선
P: 만성피로, 가속노화, 호르몬 불균형 치료

작은 우주의 솜털 결대로 관리·보존 베이직 루틴, BCKP

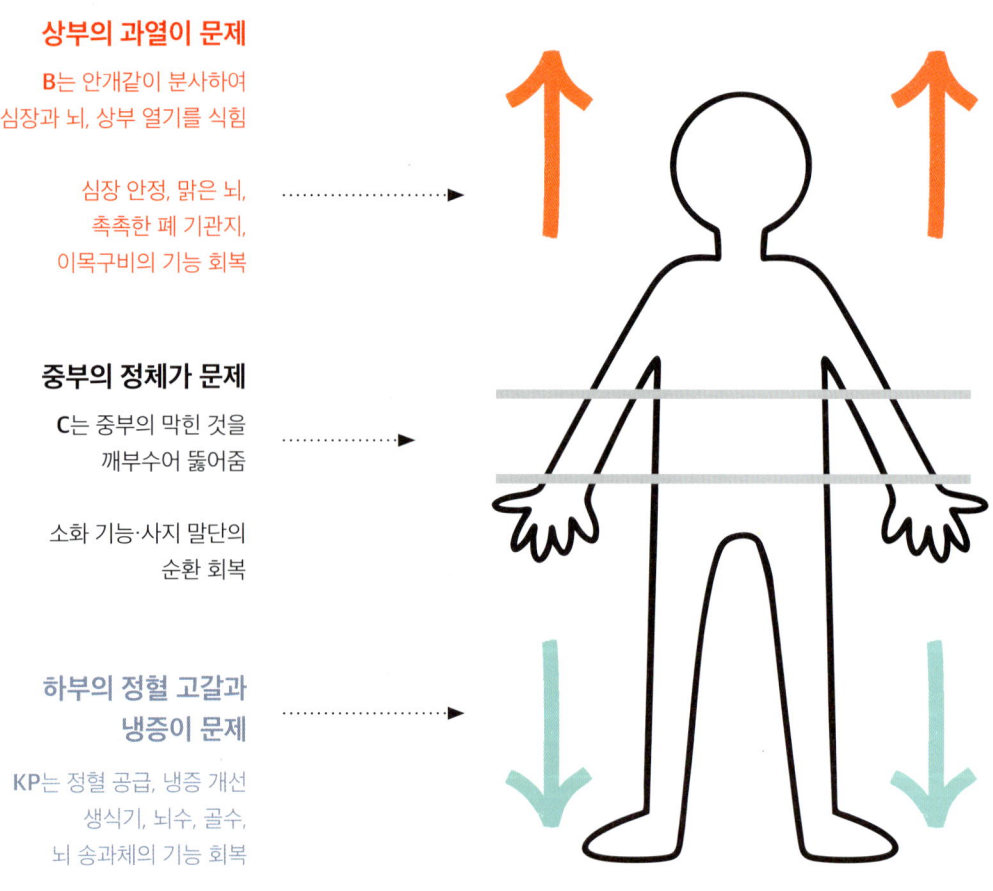

상부의 과열이 문제
B는 안개같이 분사하여
심장과 뇌, 상부 열기를 식힘

심장 안정, 맑은 뇌,
촉촉한 폐 기관지,
이목구비의 기능 회복

중부의 정체가 문제
C는 중부의 막힌 것을
깨부수어 뚫어줌

소화 기능·사지 말단의
순환 회복

하부의 정혈 고갈과 냉증이 문제
KP는 정혈 공급, 냉증 개선
생식기, 뇌수, 골수,
뇌 송과체의 기능 회복

균형이 깨진 두열족한의 상태

생애 주기별 수면장애
BCKP수면법의 치료 대상

"무릇 병이란 천백 가지의 증후가 있을지라도 몸을 보하고 병기를 사하는데
완급에 두루 응하여 모두 이치에 맞게 할 수 있다."

"卽病者, 雖千百其候, 而補瀉緩急, 泛應曲當."

『동의보감』 서문

BCKP는 수면장애를 치료하여 연령과 체질, 증상에 따라 다양하게 조색하며 아래의 병증을 치료·관리하는 가족 생활 보약입니다.

영유아기	뇌전증, 야경증, 분리불안, 태독, 아토피, 비염, 잦은 감기, 면역력 저하, 발달장애, 언어장애
소아·초등·유년기	ADHD, 학습장애, 경계선지능장애, 지적장애, 자폐증, 분노조절장애
청소년기	사춘기, 수험생 멘탈 및 체력 관리, 학습장애, 공격성, 분노조절장애, 우울증, 조울증, 과수면, 아침잠, 낮 졸음, 무기력증, 조현병, 망상, 자존감 저하
청년기	조현병, 대인기피증, 불안장애, 공황장애, 성인ADHD, 번아웃
갱년기	갱년기 불면증, 공황장애, 불안장애, 심뇌혈관장애, 만성염증, 생식기질환, 무기력증, 노화
노년기	노인성 수면장애, 암, 치매, 파킨슨병, 인지 기능 저하, 골다공증

주안심B

主安心B, 심장과 뇌Brain를 편안히 주치하다

복용법
아침, 점심, 저녁 식후 3회/ 불안할 때 바로 추가

▶ 입면 장애 치료, 밤의 숙면 유도

▶ 야경증, 분리불안장애, 야뇨증, 야간 빈뇨 치료

▶ 인지 기능 저하, 몽롱함, 중독성, 의존성 극복

▶ 낮의 주의력, 집중력, 학습 능력 및 업무 능력의 증진

▶ 불안한 심장 박동이 수분 내 안정, 심뇌혈관 개선

▶ 억제나 각성이 아닌 심장과 뇌 본연의 기능 회복

▶ 과도한 생각, 불안, 긴장 컷팅

▶ 트라우마, 상처 '지우개' 작용

▶ 구강 건조, 안구 건조, 두통, 이명, 상열감, 홍조 개선

▶ 식은땀, 어지럼증, 두통 개선

주안심B 정보 바로 가기

▶ 공포증, 불안장애, 공황발작, 숨막힘, 이인증 개선

▶ 브레인포그, 건망증, 인지 기능 저하 개선 및 치매 예방

▶ ADHD, 공격성, 분노조절장애, 조증 치료

▶ 우울증, 강박증, 무기력증, 중얼거림, 환청 개선

▶ 자살충동, 자해충동 제어

▶ 자폐증, 발달장애의 강박증, 불안증 개선

▶ 아토피, 피부염, 비염, 폐기관지염, 천식, 알레르기 개선

▶ 감기와 동반된 심장 두근거림, 폐 기관지 염증 치료

▶ 소화장애, 울렁거림, 식이장애, 폭식, 음식 중독 치료

▶ 약물, 마약류, 카페인, 알코올 등 해독 작용 및 안전한 단약 치료

교직에 있으면서 여기저기서 상처받은 것들이 해소되지 않고 켜켜이 쌓여서 병이 되었는데 주안심으로 그런 상처들, 감정들, 생각들이 지워지는 것 같아요. 정말 고마운 약

주안심B를 물에 타 먹었더니 불안감, 우울감, 부정적인 생각, 긴장된 마음이 사르르…

주안심 복용할 때 등줄기를 타고 오르는 청량감을 잊을 수 없네요

아, 졸리다

인사 이동 시기라 불안할 때 주안심 먹고 진정되는 효과 경험

수면제와 신경안정제의 20년 장복으로 오래 묵혀 적체된 증상이 사그라들고, 그토록 뜨거웠던 상열감이 가라앉는 중

주안심이 없었다면 불안이나 긴장을 이겨내지 못해서 또 주저앉았을 것 같아요. 약이 저에게 기운도 주고, 용기도 주고…

코로나 백신 부작용으로 숨막힘이 있었는데 막힌 것이 탄산을 마신 듯이 내려감. 믿기지 않아…

갱년기 여성 호르몬제를 2년째 복용하며 새벽 4시까지 잠을 못잤는데, 9시만 되면 졸려서 잘 수밖에 없음

악몽을 꾸지 않고

아침에 멍했는데 집중이 잘되고, 글자가 눈에 들어옴

손 소독제를 하루에도 수십 회 사용하는 강박증이 있는데, 주안심을 복용하면서 없어졌음

불면증, 두통의 치료를 위해 지난 5년간 도수치료, 명상, 마사지 등 안 해본 치료가 없는데… 주안심 세트 먹고 단 일주일만에 두통과 불면증이-

음식 장사를 하고 있음. 정신과 약만 먹을 때는 기억력이 현저하게 떨어져 있었는데, 주안심B와 같이 먹을 때는 음식 장사 레시피가 생각남

항암치료 후 새벽까지 잠 못 이룰 때가 많았는데 11시 이전에 잠을 청하게 되네요. 몸이 편안해지는 걸 느껴요. 신기해요

이명이 24시간 있었는데 없어졌음

오랫동안 학원을 운영하다 생긴 불면증과 공황장애가 저승사자처럼 매일 찾아와 죽음의 공포심으로 숨을 쉴 수 없는 나날을 보냈는데, 길바닥에서 택배차 세워 주안심 뜯어 복용하니 신기하게도 먹자마자 안정되었음. 주안심이 없었다면 더 이상 버티지 못했을거라 생각하면 얼마나 다행인지 모름

몇 년 만에 푹 잤다

공황장애로 버스 타고 터널 지나가는 것도 어려웠는데 이젠 아무렇지 않게 만석인 버스도 탐

고등학교 자퇴 이후의 뭔지 모를 불안감 이젠 없고…

연이은 공황은 복용 4개월 차에 다 회복됨. 지금은 필수 영양제처럼 가족들과 챙기고 있어

열 오를 때 주안심을 먹으면 잘 가라앉고… 불안, 초조, 그 기분 나쁜 두근거림을 잠재워주네요. 굿밤

교통사고 이후 복용을 시작한 남편. 불면증 및 심장 두근거림이 안정화됨. 30년간 복용한 천식약 끊고, 아토피 피부염, 비염, 긴장할 때 눈 깜빡이는 틱장애까지 개선됨

공황장애로 온몸의 피부가 내 살 같지 않았는데 지금은 많이 좋아짐

아이가 우울증, 조현병, 항암 치료 중인데 일주일간 복용하면서 3년 동안 없었던 밝은 표정을 되찾았어요

하반신 마비 사고 이후 불면증이 심한데, 엄마가 가져다 주신 주안심을 먹고 잠을 푹 잘 수 있게 됨

폐암 수술 후 2년 넘게 복용하고 있음. 부종이 빠지고, 불면증도 개선됨

스틸녹스(졸피뎀)를 줄이면서도 입면이 되고, 외출을 하지 못했는데 마트에도 감

2세 아이가 ADHD, 품행장애, 문제행동, 청각예민, 경계선지능장애, 착석 어려움, 강박증에 콘서타, 메디키넷, 렉사프로, 아빌리파이 부작용 등이 있었는데, 주안심BCKP 10일 차에 짜증이 줄고, 설명을 차분하게 들으며, 사과하기도 함. 예전에 거의 안했던 지시한 내용 10개 중 2~3개 수행 시작. 엄마는 갱년기 불면증, 우울증, 냉증으로 같이 복용하며 숙면하는 중

역류성식도염, 담적증, 식적, 울렁거림, 미식거림, 입마름, 기력 저하. 죽을 것 같은 공황장애로 블로그, 지식인, 유튜브를 검색하며 헤맸는데 주안심을 만난 건 신의 한 수

1년 동안 호흡곤란, 공황발작, 우울증, 코로나 백신 부작용으로 외출을 하지 못하고 종일 눈물만 흘렸는데 지금은 당당히 밖에 나가고, 70프로 이상 개선되었음

주안심 세트를 약 1년간 꾸준히 복용해보니 코로나 백신 부작용, 수면장애, 공황장애, 우울증, 미식거림, 소화장애, 예민함 등을 겪던 자녀가 일상을 회복하고, 아프기 전보다 성격이 더 좋아짐

3살 아이의 야경증이 없어졌음

수면제와 같이 몽롱하게 하는 약이 아니어서…

임신 중 불면증, 공황이 올 때 주안심B 1포씩 복용하면서 숙면을 취하고, 건강하게 순산함

약사인데 수면장애 치료로 중형차 한 대 값을 날렸음. 새벽 4시까지 청각 예민, 불면증으로 고생해왔는데, 이 약을 왜 이제야 알려주셨냐?

92시간 불면증, 공황장애, 극단적 생각 등으로 안 해본 치료가 없고, 수천만 원을 우습게 썼는데, 이제 잠이란 걸 자게 되고, 진정한 아침을 맞이하게 됨

일 하면서 대인관계가 어려웠는데 사람들과 안정적인 대화를 할 수 있게 되었음

할머니와 통화하면서 슬펐는데 신기하리만큼 불안한 마음이 없어지고 나도 모르게 잠 들었음

뇌전증을 수년 째 치료 중인데, 주안심을 복용하며 발작 없이 잠 잘 자는 중

34개월 아이가 언어 발달 치료 중인데, 1:30 걸리던 입면이 주안심B를 먹으면서 평균 20분으로 줄었음

저는 갱년기 우울증과 스팀열, 아이는 ADHD 강박증으로 같이 복용하고 있는데 둘 다 화가 줄어서 충돌하는 일이 현저히 감소됨

10년간 복용한 정신과 약, 수면제 없이 잠들 수 있게 됨

입마름과 역류성식도염이 없어짐

초등학생 ADHD 약물 부작용, 분리불안장애, 공포증을 극복함

공황장애와 항우울제 부작용으로 자살 충동이 생길 때 바로 주안심B를 먹으니까 몇 분 뒤에 바로 극단적인 생각도 멈추고 마음도 가라앉네요… 어제 새벽에는 주안심이 절 살렸어요

이전 같으면 공황, 숨막힘, 공포증으로 응급실행이었는데, 주안심을 먹고 몇 분 안에 안정됨

우울증, 불면증, 갱년기 화병, 혀 통증, 피로감, 몸살, 아랫배 통증, 칙칙한 안색으로 이런저런 한약을 먹어봤는데… 이런 좋은 약은 대중화되어야 한다고 생각해요. 현대 사회에 꼭 필요한 약

주심C

主心C, 염증 해독 클렌즈Cleanse로 심장과 뇌를 주치하다

복용법
저녁 식후에 1~2포 복용/ 공격성·폭력성·염증·발열·통증에 증량/ 약물 감약 시 금단증후군

▶ 심장 두근거림, 가슴 답답함, 과호흡, 숨막힘 개선

▶ 전신을 스크리닝하여 염증성 물질, 노폐물 해독·배출

▶ 감기열, 소화장애, 두통, 안압 치료

▶ 마약류 약물, 정신과 약물, 스테로이드, 항생제 등의 약물 독성 배출을 활성화

▶ 식품 첨가물, 카페인, 니코틴, 알코올 해독·배출을 활성화

▶ 약물 부작용으로 인한 배설 지연 치료

▶ 마약류, 정신과 약물, 독성물질중독, 부작용, 의존성, 금단증후군 치료

▶ 뇌흥분, 두통, 어지럼증, 심뇌혈관질환 치료 및 예방

▶ 염증 해독으로 뇌압을 낮춰서 입면장애 치료

▶ 간장애, 신장애 개선 작용

주심C 정보 바로 가기

▶ 발달장애, 공황장애, 우울증, 조울증, 조현병, 성인 ADHD 치료

▶ 파킨슨병의 전조증상인 만성 변비 치료 및 파킨슨병 악화 방지

▶ 뇌전증, 경도인지장애·치매 예방 및 악화 방지

▶ 복부 비만, 내장지방, 변비, 설사, 과식, 폭식, 음식 중독증 치료

▶ 식이장애, 역류성 식도염, 위염, 궤양성대장염, 크론병, 자가면역질환 치료

▶ 만성염증, 피부염, 근육통, 관절염 개선

▶ 분노조절장애, 공격성, 폭력성 치료

▶ 과격한 잠꼬대인 렘수면행동장애 근육 긴장 완화

▶ 수면무호흡증 및 코골이 개선

▶ 알코올 중독 및 알코올 의존성 불면증 치료 개선

유방암 호르몬 치료로 지방간이 발생. 콜레스테롤 약을 먹어도 수치 상승.
이러다 죽는구나 했는데… 주안심BCK 4년째, 정기 검사 결과 지방간, 고지혈증이 다 정상임.
주안심BCK는 나의 구세주

아이의 돌발행동이 줄어들고, 매일 밤 불닭볶음면 먹었는데, 이전처럼 먹지 않고,
야식이 줄어들었음

병원 8군데를 가도 낫지 않던 수십 개 바늘로 찌르는 듯한 두통, 항생제 부작용
피부질환, 호흡곤란, 심장 두근거림, 불면증, 추위 타는 냉증이 없어져서 너무 좋음.
심장 안정, 뇌혈관 질환 재발 방지, 예방을 위해 계속 복용할 예정임

가슴 답답함, 누군가 목을 조르는 듯한 꽉 막힘, 눈의 빛 번짐이 심했는데 확실히 나아져
-BCK 2주 차

공황장애, 불면증, 심혈관질환이 있는데 주안심B세트를 복용한 후 숙면을 하면서
고혈압, 당뇨, 고지혈증의 수치가 정상화됨

역류성식도염이 없어짐 -미국맘

남편의 딱딱한 뱃살과 몸이 부드러워지면서 살이 빠지고, 내장지방이 줄어들었으며,
안색이 맑아짐

고등학생 자녀가 분노조절장애, 게임 중독이었는데 게임에 대한 흥미가
줄어 들면서 자연스럽게 게임 중독에서 벗어남

몇 년 만에 잠을 푹 잤음

불면증, 공황장애, 단약 치료 중 지방간, 간염, 초기 간경변 정기검진 받으러 가서 칭찬을 받았음.
신장 수치도 안정됨

60대로 신장 기능 저하, 수술 후유증, 불면증이었는데… 수면제를 먹지 않고도
잠을 잘 자며, 변비가 없어졌음. 콜레스테롤 수치와 혈압도 개선됨

- 40년 음주, 알코올성 불면증인데 술을 마시 않아도 잠이 오니 술 생각 없어져서 끊음. 얼굴 안색이 좋아짐

- 교대근무, 야식, 소주, 라면 등으로 인한 7년 불면증과 심장 두근거림이 많이 개선됨

- 수면제를 복용하며 늘 당뇨, 고혈당이 고민거리였는데 주안심 세트를 복용하면서 감약 중, 식후 혈당과 간 수치가 정상화되고, 이명도 호전됨

- 50대가 되어서 갱년기 호르몬제 3년 복용 후 안면홍조, 식은땀, 불면증, 두통으로 새벽 4시까지 깨어 있었는데, 9시만 되면 잠이 쏟아짐

- 87세. 화병과 불면증으로 밥맛이 없었는데, 잠을 잘 자니 밥맛이 좋아지고, 귀울림이 없어짐

- 성인 자폐증으로 15년 항경련제 복용. 약물 감약 중 제어되지 않는 폭력, 성질을 낼 때마다 B+C를 복용시키는데 114였던 간 수치가 40으로 정상화 됨. 변이 잘 나오고, 배가 들어감. 약물 기운으로 밥을 허겁지겁 먹었는데, 밥을 천천히 먹음

- 크론병 때문에 3일 이상 변을 못보는 경우가 많았고, 화장실 가면 1시간 이상 걸렸는데, 수월하게 대변 보고 있어요. 기운 빠지고 그런 것도 심했는데 확실히 약 복용하면서 삶의 질이 너무 좋아졌어요, 감사합니다!!!

- 뇌혈관질환, 갑상선 기능항진증이 있는 의사 남편에게도 권유함. 복부비만이 5cm 감소하고, 갑상선 수치가 안정화되어서 곧 호르몬제를 끊을 예정임

- B+C 위주로 복용하며 공황장애 약을 끊고, 우울증 약도 줄여가는 중

- 유치원생 때처럼 숙면하는 중, 스테로이드 장기 복용 부작용으로 만성불면증 이었는데…

- 대학병원 의사인데 만성수면장애로 10년간 불면증, 각종 수면제 부작용, 만성염증, 결막염, 피부염, 담석증, 담관협착증, 소화장애를 겪음. 1000대로 오르기도 했던 간 수치, 그렇게 안 잡히던 만성염증 수치도 정상화됨. BCKP가 스스로의 숙면을 회복시키기 때문인 것으로 분석됨. 삶의 질 향상으로 BCKP를 5년 이상 가족들과 지속 중임

주심K

主心K, 신장Kidney의 정혈 보충 및 냉증·식이장애 개선을 통해
심장과 뇌를 주치하다

복용법
아침 공복에 1~2포/ 기력 저하·허기짐·저혈당에 증량/ 중얼거림·무기력증·이인증에 추가

▶ 식이장애(식욕 저하, 체중 감소, 탄수화물 중독, 폭식, 야식, 비만) 균형 조절

▶ 진액과 혈을 공급하고, 숙면 회복

▶ 아침 기상 시 활력, 집중력 강화

▶ 생리, 자궁 기능 개선 및 난임치료

▶ 성장호르몬·여성호르몬·남성호르몬 불균형 조절

▶ 전립선 기능 개선

▶ 뇌수, 골수, 척수, 간, 신 기능 개선

▶ 뇌의 산소 공급, 피 부족, 철분 부족을 보완

▶ 소화장애, 허기짐, 음식 중독을 방지

▶ 노화 지연 작용

주심K 정보 바로 가기

▶ 피부 재생 촉진, 골감소증·골다공증 예방

▶ 안구 건조증, 입마름, 질 건조증 치료

▶ 탈모 개선

▶ 기면증, 과수면, ADHD 처짐의 개선

▶ 인지 능력, 집중력, 기억력의 강화

▶ 불안증, 공포증, 자존감 저하의 개선

▶ 근육피로, 근육통, 척추관절 통증 개선

▶ 운동 및 학업 시의 체력·멘탈 관리

▶ 불안장애의 이인증, 비현실감 치료

▶ 중얼거림, 환각 개선

저는 두통, 비염, 가슴 답답함, 호흡곤란이 많이 좋아졌고, 대학생 딸은 저랑 같이 복용하면서 질염이 좋아졌음. 정말 일상 생활 보약으로 꾸준히 먹고 싶은 약

안구건조증, 구강건조증이 개선됨

의사인데 마라톤을 할 때 K를 먹으면 아미노산제제를 먹을 때보다 근육 피로가 덜함

40대인데 BCKP 복용하며 나도 모르는 사이에 임신됨

잠도 잘 오고, 붓기 빠지고, 생리가 좋아짐

ADHD 약, 기면증 약의 부작용이 있었는데, 해독 다음 날부터 아침 기상이 편해짐

주섬주섬 먹어야 했는데 음식 중독이 없어지고 허기가 채워짐

피부가 스파한 것처럼 촉촉해짐, 고가 라인을 써도 안 됐었는데…

코로나 백신 부작용으로 가슴 답답함이 심했는데 막힌 곳이 뚫린 듯 시원해지고, 새치 부분에 검은 머리가 채워짐. 겪어보지 않은 사람은 이 고통도, 이 치료의 신기함도 이해되지 않을것임. 블로그나 인스타그램의 후기들이 단순히 홍보글이 아니라…

탈모가 개선되고 그렇게나 많이 빠지던 눈썹도 자람. 복부 비만 줄고, 다리 관절염이 좋아짐

고질적이었던 수족냉중이 없어져서 남편이 놀람. 양가 부모님께 다 추천함

공황장애, 불안장애, 역류성식도염으로 체중이 심하게 감소했는데, 속이 편해지면서 적절하게 정상 체중으로 회복됨

성인ADHD인데 50만 원짜리 철분주사를 맞아도 피곤하고, 평소 기운이 없다는 느낌이 많았음. K를 먹으면서 어지럼증 사라지고, 활력이 증진됨을 느낌. 아침이 달라짐

공포증, 대인기피증이 있었는데 사람 대하는 것이 편해짐

우울증, 불면증, 만성 위경련, 관절통이 개선되면서 골다공증 수치, 비타민D 수치, 콜레스테롤 수치, 중성지방 수치, 공복 혈당, 갑상선 수치까지 모두 좋아짐 -주안심CK 2년 차

77세인데 밥맛 절로 나고, 잠도 잘 오고, 마음이 편해짐. 전에는 고스톱 칠 때 지기만 했는데 지금은 정신이 맑아지니 잘 이겨서 재미있음. 음주 후에는 열이 바로 내려가고 뒤끝이 없어서 편함. 안면홍조 개선. 화장실에 자주 갔었는데 횟수가 줄었음

- 중학생 ADHD 아들도 같이 복용 중인데… 한식을 안 좋아하고, 자극적인 음식만 찾던 아이의 입맛이 개선되고, 눈에 생기가 돔. 장기 복용 중인 각성제 용량을 줄일 수 있게 됨

- 1년 넘게 복용하면서 극심한 불면증, 가슴 답답함, 입마름, 심장통증, 우울증, 부부 관계를 극복하고, 40대에 자연 임신 되었음

- 꼬리뼈 통증에 K를 먹고 회복됨

- 생리불순이 회복되고, 생리 색도 좋아짐

- 상대방이 호랑이인 줄 알았는데 알고 보니 강아지 같은 사람이었음. 내가 변하니 세상이 달라 보임

- 성인ADHD, 피부염, 두피소양증, 지루성두피염, 금속 알레르기, 상열감, 건조증, 얼굴 마비감, 몽롱함, 약물 취기, 흥분, 갱년기 홍조였는데 만성염증이 잠잠해지고, 얼굴 마비감 개선, 상처가 확연히 감소 중 -BCK 2주 후

- 70대 화병과 불면증이 개선되고, 꾸준히 복용하다 보니 뒤꿈치가 갈라져서 항상 밴드를 붙이고 다녔는데 발뒤꿈치가 촉촉하게 메꿔짐

- 시력이 좋아지고, 오랫동안 아물지 않던 상처의 재생이 빨라짐

- 공황장애, 불안장애, 역류성식도염으로 체중이 심하게 감소했는데, 속이 편해지면서 정상 체중으로 회복됨

- 2년 이상 꾸준히 복용한 결과 평생 없던 기력이 생기고, 오래된 이명증이 정상으로 판정

- 불면증, 공황장애를 극복하면서 양약 줄이고, 남성 호르몬 수치도 개선됨

- K를 먹으니 피로가 바로 줄어들어요. 몸에 좋다는 이것저것 먹었어도 효과를 못 봤는데…

- 자궁근종으로 생리양과 덩어리가 많았는데 2개월째 모두 정상으로 돌아옴

- 아침 공복에 K 2포를 먹으면 확실히 덜 지치고, 낮에 졸리는 것도 괜찮아짐

- 주심K는 먹으면 활력이…

- 출산 후 발생한 피로, 부종, 비만, 감정기복, 생리불순, 피부트러블이 개선됨

- 항암치료를 받은 후 부종과 저체온증이 있었는데, 붓기가 빠지고, 1°C 상승, 정상체온과 면역력이 회복됨

주보혈 P

主補血P, 피를 보하여 뇌 노화 방지, 송과체Pineal gland의 멜라토닌 분비 촉진, 면역력·Power 부스터, 만성피로 원인 개선

복용법
수면 30분 전 1~2포/ 수면 중 각성 시 추가/ 피로·낮 졸음·노화 방지 및 성장 발달 촉진 시 4~6포

▶ 호르몬(사춘기, 성장기, 갱년기, 노년기) 불균형 조절, 줄기세포 활성화

▶ 숙면을 돕는 멜라토닌 분비 촉진

▶ 자시(밤 11시~1시)의 깊은 단계의 잠 유도

▶ 수면장애, 기면증, 과수면, 아침잠, 낮 졸음 치료

▶ 만성피로 증후군 치료

▶ 야간 및 주간 공황발작, 예기불안 치료

▶ 수면 중 잦은 각성 치료

▶ 전립선염, 전립선 비대증, 방광염 및 야간빈뇨 개선

▶ 항노화 작용, 갱년기 노화 지연, 성 기능 개선, 세포 재생 주기 촉진

▶ 남성·여성 약물 단약 및 안전한 임신 준비

▶ 뇌신경 기능 저하 활성화

▶ 심뇌혈관질환 개선 및 콜레스테롤 수치를 낮춰 동맥경화 방지

주보혈P 정보 바로 가기

- ▶ 고혈당, 고혈압, 고지혈증 개선 작용
- ▶ 항염증·항암 작용, 면역력 증진, 항체 생성 촉진
- ▶ 만성위궤양, 위염 등의 소화기질환 치료
- ▶ 뇌수, 골수를 공급하여 골다공증 예방 및 관리
- ▶ 척추관절 질환 개선 및 강화
- ▶ 사춘기 우울증 및 갱년기 우울증, 번아웃, 무기력증 치료
- ▶ 심장 두근거림 안정, 부정맥 치료, 심뇌혈관질환 예방 및 재발방지
- ▶ 인지 기능, 기억력, 학습 능력 강화
- ▶ 소아·청소년 언어 발달, 키성장 발달 촉진
- ▶ 눈맞춤, 사회소통 기능 개선, 자존감 저하, 공포증, 자해 및 극단적 충동 완화
- ▶ 수험생 공부 체력, 시험불안증 개선, 멘탈 관리, 집중력 강화
- ▶ ADHD, 자폐증, 공황장애, 불안장애, 공포증, 우울증, 조울증, 조현병 치료 관리

50대, P를 먹으며 밤에 마음속 깊은 곳이 안정됨. 야간 빈뇨로 화장실에 3~4회 갔는데 아예 안 가거나 1번으로 줄어서 깊은 잠을 잠. 15년 공황장애, 졸피뎀, 유전적인 뇌혈관 질환, 고혈압이었는데…

P는 먹자마자 잠이 쏟아져, 기분 좋게 잠 오는 느낌

P를 복용하면서 숙면을 취하는 중, 처짐과 피로 해소, 안색 개선, 피부 속이 차올라…

중학생 아이가 시험 긴장감으로 얼굴이 하얗고, 체력 저하, 부정맥인데 BP를 먹으면서 체력이 회복되고 심장이 안정됨

성인ADHD, 콘서타 부작용, 만성피로증후군이었는데 아침에 P를 먹으면 기력이 생겨서 집안일을 할 수 있게 됨

진짜 아침을 맞이함

시험 준비로 수면이 6시간으로 줄었는데, P를 먹으면 많은 시간 잘 때보다 숙면을… 위통, 귀가 먹먹함, 두통이 없어짐. 생리 불순으로 1년에 몇 번 안 했는데 생리 주기 회복. 지난 시험은 전 과목 평균 99.00. 원래 100인데 서술에서 몇 점 깎여서…

아이에게 P를 먹이고 토닥토닥하면 잠이 들어요

암 수술 후 입면장애와 수면 중 잦은 각성이 심한데, 몇 년 만에 9시에 잠이 오고, 통잠을 자기 시작함

극심한 스트레스로 몇 년 만에 불면증이 재발했는데, BP로 관리하니 다시 숙면, 혹시나 중간에 깨도 P를 먹으면 나도 모르게 다시 잠이…

운동 가기 전후에 한 포씩 먹으면 피로가 해소됨

목 통증 때문에 P를 2~3시간 텀으로 먹었더니 목 통증이 가라앉고, 비염, 코막힘도 뚫림, 머리도 맑아지는 즉각적 효과가…

40대, 전립선비대증으로 새벽에 꼭 한 번씩 깨서 화장실에 갔는데 그 증상도 호전됨. 간수치와 남성 호르몬 수치도 회복

자녀 성조숙증 호르몬 치료 4년 후 각종 부작용을 경험한 의사 엄마, BCKP 복용하며 부작용이 개선되고, 오히려 자연스럽게 키 성장 중

P가 피로 해소에 확실히 효과가 좋은 것 같아요. 생리 이후 피로감이 심한 편인데… 몸에서 체감될 정도의 효과를 느낌

선생님, 새 날입니다. 어제 P를 처음 먹었어요. 악몽도 안 꾸고 푹 잔 느낌. 수면제 4년 복용해도 불면증, 우울증, 냉증, 화병, 갱년기 증상이었는데…

일찍 알았으면 그 10년을 불면증으로 고생하지 않았을텐데… -40대 대학병원 전문의

P를 안 먹으면 새벽 2시에 깨서 그때라도 먹어요. 요즘 잘 수 있는 것만으로도 너무나 감사한 일. 중간에 마그네슘 등의 수면 영양제도 먹어 보면서 실험했는데 그 무엇도 P처럼 잠을 잘 수 있게 해주지는 않더라고요

남편이 알코올 중독인데 술 생각이 없어지고, P 먹으면 성 기능이 좋아져서 이게 좀 위험함^^

92시간 불면증, 정신질환 등 때문에 안 해 본 것이 없는데… 이제 잠이란 걸 잘 수 있게 되었고, 진짜 아침을 맞이하게 됨

사춘기 우울증이 개선되고, 부모와 대화를 하며, 말하거나 행동하기 전에 먼저 생각하는 습관을 가지게 됨

중학생 때부터 불면증, 공황장애, 분노조절장애였는데, 9시가 되면 졸음이 쏟아지고, 중간에 잘 안 깨고, 깨도 다시 잠

뱀이 칭칭 감아 올라오는 듯한 비행기 공포증이 있었는데 주안심과 주보혈을 먹으면서 극복함. 관리 차원에서 10년 넘게 복용하고 있음

20년간 신경안정제, 수면제를 복용했는데, 수면제를 먹지 않고도 잠들 수 있다는 것이 신기함

"92시간 심각한 불면증에 굿 빼고는 다 했고,
돈 몇 천만 원 우습게 쓰며 안 해본 게 없었는데…
이제 잠이란 걸 잘 수 있게 되었고"

"진짜 아침을
맞이함"

저승사자처럼 찾아온 불안, 공황, 죽음 공포의 연속이었는데

걱정, 불안, 강박적 생각으로 잠들기 어렵다면 누적된 스트레스로 심장과 뇌가 과열된 상태일 수 있습니다. 심장 과항진과 뇌 과열의 '불기운'은 범불안장애, 광장공포증, 공황장애 등을 유발하는 불안장애의 주요 원인입니다. 불안장애는 불기운 과열로 물기운이 메말라가기 때문에 병증이 악화될수록 ▲숨막힘 ▲식이장애 ▲안절부절못하거나 신경이 곤두선 느낌 ▲쉽게 피로해짐 ▲집중하기 어렵고 멍한 느낌 ▲잦은 짜증 ▲근육 긴장 ▲수면장애 ▲만성피로가 두드러집니다.

죽을 것 같은 숨막힘과 불안, 죽음의 공포심이 엄습할 때는 주안심B를 수시로 복용하며 조여오는 심장과 폐의 급한 불을 끄는 것이 적절합니다. 평소엔 주심C로 염증 제거, 주심K로 식이장애 치료를 하여 호흡을 압박하는 소화기 열독의 게이지를 낮춥니다. 또 주보혈P로 수면장애를 개선하여 하단전 물기운 회복으로 '동동 뜨는' 예기불안을 방지합니다.

"저승사자처럼 찾아온 불안, 공황, 죽을 것 같은 공포심이 있었는데, 주안심을 먹자마자 조금씩 안정되는 느낌"

"답답하거나 불안할 때 주안심B를 먹으면 약 1분 30초 후에 풀림"

구토공포증, 미식거림, 체중 감소
치료가 되지 않은 이유

구토공포증, 미식거림, 울렁거림, 식이장애, 체중 감소의 상위 개체 원인은 소화기가 아니라 불안으로 인한 심장 과열입니다. 심장은 소화기의 '엄마 장부'이고, 소화기는 심장의 '아들 장부'입니다. 이러한 관계 때문에 심장 과열의 결과는 소화기에 식이장애 형태로 나타납니다. 따라서 상부 원인인 심장 과열을 식히지 않고, 소화기만 치료해서는 문제가 해결되지 않습니다. 식이장애 치료에서는 심장 과열 식히기가 먼저입니다.

"속이 안 좋고 메스꺼우면 항상 항불안제를 복용했었는데
어느 순간부터 덜 찾게 되면서 식사를 좀 편하게 하게 되더라고요.
구토에 대한 공포증이 자연스럽게 가라앉고"

"시험 기간이 되면 배앓이와 설사, 신경과민으로 시험지만 받으면
구토를 하는 예민한 수험생이었는데, 아이가 처음으로 구토 증상이 없어졌어요.
아침밥을 편하게 먹고 등교하네요. 당연히 성적도 좋아졌어요"

"아이 멀미와 속 울렁거림이 많이 좋아졌어요.
늘 마르고 갈라지던 입술은 핑크빛으로- 복용 3일 차"

공황장애는 물 부족으로
뇌 휴식의 잠을 못자는 것

    공황장애는 신장의 물 부족으로 깊은 단계의 잠을 못 자서 심장과 뇌가 과열된 것입니다. 특히 야간 공황발작은 논렘수면의 3단계인 깊은 단계 수면에 진입할 찰나, 3단계에 진입하지 못하고 2단계에서 숨막힘, 공포감, 공황 발작으로 깨는 특징이 있습니다.

    이때 BCKP수면법은 신장의 물기운을 채워 심장 과열을 식히고, 깊은 3단계 진입을 촉진하여 심장과 뇌가 휴식을 취하도록 합니다. 깊은 수면으로 심장과 뇌에 혈이 원활히 공급되면 이유 없는 불안, 흔들리는 눈빛, 불규칙적인 심장 박동, 과호흡, 목조임, 공포감, 울렁거림 등이 개선됩니다. 깊은 수면으로 넉넉하게 채워진 정혈은 정신에게 있어서 마치 어린아이 손을 잡은 든든한 엄마 손과 같이 기댈만한 집이자 세상과의 연결 고리입니다.

"밤에 마음 속 깊은 곳까지 안정, 잠 자려고 하면 숨이 막히고 죽을 것 같았는데..."
"구토공포증 극복하고, 단약 성공. 요즘은 공황 두려움 없이 맛있는 거 많이 먹고 즐겁게 생활하고 있어"
"주안심B를 먹기 전에는 버스 타고 터널 지나가는 것도 어려웠는데, 이젠 만석인 버스도 타고, 터널도 아무렇지 않게 지나가요. 주심이 대대손손 만들어주세요"

"프로포폴 마취로 피부과 시술을 받으면서 공황장애, 미식거림, 수면장애, 갱년기 증상이 발생했는데... BCKP를 복용하며 잠이 회복됨"

"호흡이 깊어지고…
아, 성 기능도 좋아지더라고요"

공황장애 치료의 완성 조건 중 하나는 성 기능 회복입니다. 공황장애를 일으키는 두 가지 원인은 과도한 심장 불기운과 부족한 신장 물기운입니다. 심장과 신장은 서로 연결되어 있어서 공황장애 치료를 위해선 심장과 신장을 동시에 다스립니다. BC로 심장과 폐의 열기를 식히고, KP를 통해 신장의 물기운을 채우고 뇌수를 공급하면 심장이 안정됨은 물론이고, 호흡이 깊어지며, 성 기능 개선이 자동으로 수반됩니다. 특히 P는 남성호르몬과 여성호르몬의 기능 개선에 관여하여 갱년기 증상을 치료하고, 성 기능 및 임신 능력을 향상합니다.

| BCKP의 불안, 강박, 공황, 우울, 불면 치료 기능 |

- 뇌흥분의 불기운인 '업증상'은 BC로 꺼트리고, 물부족의 냉증인 '다운증상'은 KP로 보완
- 치료 약물과 안전하게 병용하며 해독하고, 치료 약물 감약 시 금단증후군 및 부작용 치료
- 약물 의존성, 강박적 사용 욕구, 충동성, 갈망 치료
- 만성불면증 치료 및 재발 방지 위해 장기 복용 가능한 마일드한 약성
- 장기 복용 시 간 기능, 근감소증, 골다공증 예방 및 개선 작용
- 약물에 의해 손상된 뇌 신경 염증 제거, 인지 기능 회복, 치매 예방, 심뇌혈관질환 치료
- 공황장애, 트라우마, 우울증, 조울증, 조현병, 환각, 비현실감 개선
- 일상 복귀를 앞당기는 수면장애(입면장애, 수면유지장애, 기면증, 과다수면, 낮 졸음, 코골이 등) 개선

극단적 충동 및 충동조절장애 컷팅제

극단적인 충동은 분노, 화, 불안, 긴장 등의 증상이 고조될 때 뇌의 변연계가 흥분되면서 발생합니다. 뇌 변연계는 과거의 트라우마가 회상될 때도 자극을 받습니다. 정상적으로는 충동이 치받아 오르면 변연계를 통제하는 전두엽이 활성화되어 컨트롤이 됩니다. 하지만 우울증, ADHD, 발달장애 등으로 전두엽 기능이 저하되면 즉각적인 변연계 통제가 어려워집니다. 이 때문에 과흥분과 공격성을 동반한 다양한 충동조절장애가 발생할 수 있습니다. 분노조절장애는 공격성이 외부를 향한다면, 자해나 자살충동은 자신을 향한 공격성입니다.

특히 우울증, 어린 시절의 트라우마, 알코올, 약물 오남용, 분노, 화병 등을 경험하면 뇌 신경의 연결성이 만성적으로 저하되어 있어서 충동 조절이 더욱 어렵습니다.

따라서 극단적인 충동이 올라올 때는 뇌흥분을 신속히 컷팅하는 주안심B 등을 바로 먹고, 우울증을 일으킨 상처와 트라우마, 화병 등으로 손상된 뇌 신경 연결성을 물수면 반복을 통해 회복시키는 것이 적절합니다.

"공황장애, 우울증, 졸로푸트 복용 중... 극단적 충동이 올라오던 새벽에는 주안심이 절 살렸어요"
"주안심B를 먹으니까 몇 분 뒤에 바로 극단적인 생각도 사라지고 마음도 가라앉네요"

"발달장애, 자폐로 15년간 정신과 약을 복용하면서 불면증, 난폭함, 염증, 간 수치, 대사증후군이 심해졌는데, 금단증후군으로 난폭해질 때 BC를 먹이면 폭력성이..."

"주안심이 없었다면 불안, 긴장을 못 이기고 또 주저앉았을 거예요. 켜켜이 쌓인 상처들, 감정들, 생각들을 지워주는 고마운 약이에요"

우울증 = 만성염증, 면역력 저하

우울증은 억누른 감정, 과도한 생각, 트라우마 등이 염증으로 전환되면서 신체화된 스트레스가 면역력 저하와 함께 동반된 상태입니다. 잦은 감기, 소화기 염증, 근육통, 두통, 유방암, 자궁 질환, 호르몬 불균형 등은 우울증의 그림자와 같습니다. 따라서 우울증을 치료할 때에는 의지 개선이나 심리 상담에 앞서 BC로 염증을 제거하고, KP로 면역력을 높이는 작업이 선행되어야 합니다. 신체 증상이 개선되고, 염증이 배출되면 만성 우울증, 자존감 저하, 자해, 자학, 고립된 생활의 마비에서 탈출할 수 있는 토대가 마련됩니다.

"어릴 때부터 강박, 예민, 불면, 트라우마, 우울증으로 성인기까지 정신과 약을 복용하고 한약 치료를 받아옴. 1년 내내 감기약 복용, 자궁·난소질환, 생리통, 소화장애, 가슴 통증을 호소하며 종일 누워있고, 차라리 죽고 싶다고 하던 아이였는데…

BCKP 7개월 차, 감기에 잘 안걸리고, 우울증 극복, 체력도 회복되어 사회 생활에 복귀함. 이제는 자신의 인생이 기대된다고 하는데… 기적이라고 생각합니다"

중독 시그널
체크리스트

 마약류는 흥분을 전달하는 신경전달물질인 도파민을 강제로 배출시켜 순간적으로 격한 쾌감이나 환각에 이르게 하지만 폭발적인 도파민 배출은 뇌신경 손상 및 도파민 결핍을 유발하여 강한 갈망, 의존성, 내성, 금단증상, 우울감, 망상, 환청, 메스 버그, 호흡곤란, 추위, 떨림, 수면장애 등의 후폭풍을 일으킵니다. 의료용 마약류는 진통, 마취 목적 등으로 안전하게 사용되고 있으나 이 또한 오남용 시 신체적·정신적 의존성을 유발할 수 있어 엄격히 관리해야 합니다.
 마약류 외에도 알코올, 도박, 음식, 게임 등에 중독 시에도 도파민 체계가 비정상적으로 반응하기 때문에 신경계의 불균형을 조율하는 치료가 필요합니다.

| 중독 시그널 체크리스트 |

- **갈망:** 간절히 하기를 원함
- **의존성:** 사용 욕구가 강제적일 정도로 강함
- **내성:** 사용량이 점차 증가함
- **금단:** 사용 중지 시 금단 증상과 함께 불안·초조함

성인ADHD 동반질환은
건조증과 냉증이 점점 더 크게

소아ADHD 환자의 약 50%는 성인기까지 이어집니다. 또 성인ADHD의 약 80%는 공황장애, 우울증, 조증, 조울증, 중독 등의 다른 정신과질환을 동반할 수 있습니다. 여기에 수면장애, 기면증, 과다수면, 불면증, 갱년기 노화가 중첩되면서 치매 위험이 일반인들보다 약 3배 커집니다.

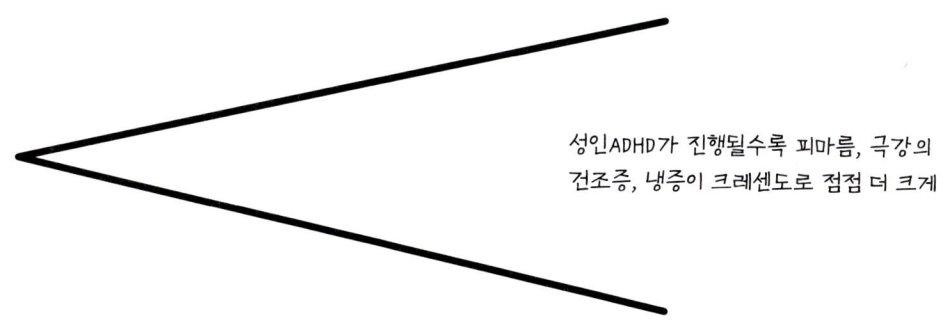

성인ADHD가 진행될수록 피마름, 극강의 건조증, 냉증이 크레센도로 점점 더 크게

성인ADHD가 진행될수록 우울증, 공황장애, 심뇌혈관 질환, 생식기질환, 만성염증, 치매 등의 발생률이 높아지는 주된 요인 중의 하나는 타오르는 불기운이 지니간 자리에 남은 피마름, 극강의 건조증, 냉증이 크레센도로 점점 더 크게 진행되는 것입니다.

"성인ADHD, 기면증, 무기력증이 심했는데, BCKP 특히 P 복용하며...
지금은 뭔가 차오르는 느낌이 들어요"

-40대

ADHD·수면장애·비염·아토피·천식은 한통속 질환

감기약, 진통제, 항생제, 항히스타민제, 정신과 약물, 수면제, 마약류 등 '불기운 약물'의 과도한 사용은 심장을 과열시켜 뇌의 압력을 높입니다. 우리 몸에서 열을 식히는 여러 기전 중에서 대표적 냉각 방법은 두 가지입니다. 첫째는 코 호흡, 둘째는 대장의 배설입니다. 코 호흡을 통해 뇌에 산소가 공급되면 혈류가 개선되면서 뇌심부의 온도가 떨어지게 됩니다. 하지만 코의 점막은 약물 등의 인공적인 열독으로 뒤덮여서 이미 진작부터 기능을 잃고, 비염, 중이염, 축농증 등으로 망가져 있는 경우가 대다수입니다. 또 대장은 약물의 독소를 해독·배출하여 뇌를 보호하는데 약물 부작용으로 간장애, 소화장애, 과민성대장증후군, 변비, 설사 등이 발생하여 해독 기능 또한 막혀 있을 가능성이 높습니다. 위, 아래의 배출구를 잃은 열독은 아토피, 천식, 만성염증 등으로 확장될 수밖에 없습니다.

한편 BCKP로 물수면이 회복되면 정체되어 있던 신체 해독 기관의 마비가 풀리면서 수면 중 약물 독성과 노폐물의 배출이 활성화되고, 기관지와 코 호흡이 편안해집니다.

"아이가 ADHD 의심되는데 산만함이 줄고, 아토피도 같이 좋아져"
"30년 복용한 천식약을 안 먹고 있음, 천식약을 먹어도 발작이 심했었는데..."

자폐증, 발달장애는 선천적으로 과한 불기운

자폐증, 발달지연, ADHD, 아스퍼거, 경계성지능장애, 언어장애, 지적장애 등은 선천적으로 뇌 흥분과 뇌수 부족이 심해서 수면장애의 동반 확률이 높습니다.

따라서 의사소통·상호작용·감각통합능력·인지지능 등의 발달 촉진, 기분과 정서의 불안 개선, 분노조절장애 관리, 삶의 질 향상을 위해서는 BC로 뇌 흥분을 식히고, KP로 부족한 뇌수를 채워서 안정적인 수면을 도모하는 것이 바람직합니다. 이는 발달교육과 훈련이 거부감 없이 잘 흡수되어서 긍정적인 결과를 만들어내는 토양을 만들어줍니다.

ADHD·아스퍼거·갱년기의 '반려질환': 만성피로증후군

만성피로증후군의 특징은 휴식이나 수면으로도 풀리지 않는 피로감입니다. 이는 극심한 피 부족 상태인데, 피가 부족한 질환인 ADHD·아스퍼거·갱년기의 경우 만성피로증후군은 늘 따라다니는 '반려질환'입니다. 따라서 BCKP물수면으로 충분한 피를 채우는 것이 적절합니다. 물수면을 반복하며 피가 차올라야 피로를 극복하고, 청각 예민, 대인기피증, 상호작용의 어려움, 강박증, 짜증, 상열감 등이 안정감 있게 개선됩니다. 단, 피가 차오르는 데는 시간이 걸리므로 과한 업무를 줄이고, 도움을 받을 수 있는 생활환경을 구축하여 자신의 에너지 소모를 최소화하는 전략이 필요합니다.

"BCKP를 복용하며 짜증, 화, 불안의 원인이 기력이 딸리는 것 때문임을 알게 되었어요"

기면증의 뒷모습,
극심한 물수면 부족

　기면증의 앞모습은 '낮의 쏟아지는 잠'이지만 뒷모습은 '밤의 극심한 물수면 부족'을 특징으로 합니다. 기면증은 잠을 많이 자더라도 '뇌가 깨어 있는' 얕은 잠을 자기 때문에 만성피로증후군이 나타나거나 입면장애, 수면 중 각성, 야간 빈뇨, 하지불안증후군 등이 동반되기도 합니다.

　기면증의 물수면 부족은 신체 불균형으로 뇌심부 온도가 높아지면서 시상하부가 담당하는 각성-수면 주기 패턴이 망가진 것에 기인합니다. 시상하부는 뇌 심부에 있어서 냉각이 제일 늦게 되고, 열기를 머금고 있는 비율이 월등히 높아 염증으로 인한 열기에 취약합니다. 시상하부의 각성 기능을 회복시키기 위해서는 BC로 전신 염증을 제거하여 뇌의 심부 온도를 낮추고, KP로 혈을 채워서 뇌의 영양 부족을 보완해야 합니다. 뇌의 온도를 낮추면 화학적 약물로 강제적·일시적 각성을 일으키지 않아도 각성 기능이 자연스럽게 회복될 수 있습니다. BCKP 물수면은 밤에 뇌도 잠을 자는 수면을 취하게 하여 아침에 진짜 아침을 맞이하도록 돕습니다.

"ADHD 약, 기면증 약 부작용으로 심장 두근거림, 입술 마비감, 빈혈, 아침 무기력증,
부교감신경 활성화, 두피소양증, 불면증 등이 심하고, 고가의 철분 주사로도 소용이 없었는데…
BCKP 해독 다음 날부터 아침 기상이 편해지고, 활력이 증가함.
같이 복용 중인 중학생 ADHD 자녀의 눈에 생기가 돌기 시작함"
-40대 여성

ADHD, 기면증은 물이 없는데
전원 켜진 가습기

ADHD는 물통의 물이 바닥난 가습기와 같습니다. 물통에 물이 없는 것은 수면장애가 주요 원인인데 이는 '주의력 저하'로 나타납니다, 또 가습기 전원이 과열된 것은 '과잉 행동'으로 드러납니다.

ADHD는 입면장애, 야간 빈뇨, 하지불안증후군, 기면증, 낮 졸음, 과다수면 등의 수면장애와 관련이 많습니다. 이러한 수면의 질적 저하 때문에 아침잠, 짜증, 주의력 저하, 멍함, 체력 저하, 과잉 행동, 불안, 강박 등이 발생합니다. 이때 각성제의 오남용은 물이 없는 가습기를 무리하게 돌리면서 가동 장치(심장과 뇌)를 더욱 과열시킬 우려가 있습니다. 그러면 불면증, 기면증 등의 수면장애가 더욱 심해지고, 무기력증, 처짐 등과 함께 심혈관계가 약해집니다. 또 ADHD에서의 수면장애 악화는 우울증, 조증, 치매의 위험성을 높이는 요인이 되기도 합니다.

이때는 BC로 불에 탄 가동 장치(심장과 뇌)를 식히고, KP로 부족한 물(피, 뇌수, 골수)을 채워서 깊은 수면의 질적 향상을 회복시키는 BCKP 수면법이 도움이 될 수 있습니다. 밤에 물기운이 채워져야 낮에 가습기가 안정적으로 돌아갑니다.

"매일 지각, 등교 거부, 결석, 시험 중 졸음"

기면증은 대부분 청소년기에 처음 발병합니다. 기면증이 있으면 학업에 집중하지 못하고 시험 기간 중에도 참기 힘든 졸음을 호소하는데 이 때문에 '게으르다', '의지가 부족하다'는 오해를 받기도 합니다. 또 낮에 겉으로는 깨어 있지만 뇌 전두엽은 아직도 '덜 깬' 상태이기 때문에 아침잠, 짜증, 무기력증, 주의력 저하, 멍함, 체력 저하, 분노조절장애, 중독성, 과몰입, 충동성 등의 증상이 나타나기도 합니다. 기면증은 '깊은 잠' 회복이 우선입니다.

망상, 환청의 조현병 전조증상: 수면장애, 청각 과민증

조현병은 10대 후반부터 20대 초반까지 주로 발생하는데, 청소년기의 수면장애가 수년간 진행되어 현실과 비현실 사이의 경계가 모호해지면서 망상, 환청, 와해된 언어와 행동을 동반한 조현병으로 이어질 가능성이 높아집니다.

한편, 사춘기는 2차 성징 변화로 수면이 늦춰지는 시기이면서도 신체적 변화, 학교 생활, 시험, 입시, 진로 고민, 군 복무, 취업 부담 등의 여러 스트레스에 노출되어 있어 수면장애가 쉽게 나타날 수 있는 구간입니다. 그만큼 사춘기의 수면 변화는 흔하긴 합니다만, 수면장애는 우울증, 조울증, 조현병, 고립, 자존감 저하 등의 심각한 병증으로 이어질 수 있는 시발점이기 때문에 단순히 '사춘기 증상'으로만 치부하고, 간과해서는 안 됩니다.

또한 조현병 초기에 수면 장애가 누적되면서 청각 과민증이 주로 관찰됩니다. 청각 과민증이 발생하게 되면 측두엽 청각 피질의 문제로 일상적인 소리도 매우 자극적이고, 시끄럽게 들릴 수 있습니다. 조현병의 청각 과민증은 처음에는 실제 소리에 과민하게 반응을 보이지만 점차 환청으로 발전할 수 있습니다. 또 환청이 심해지면 망상으로 진행되며, 망상은 공격성을 유발할 수 있습니다.

BCKP는 조현병의 수면 장애를 개선하여 청각 예민을 관리하고, 환청, 망상, 공격성으로의 증상 악화를 방지하는 데 도움을 줍니다.

> "전에는 극도의 청각 예민으로 층간 소음, 주변 소음에 과민하게 반응했는데,
> 더 이상 청각에 예민하게 반응하지 않음"
>
> -OOO님 어머니

| 조현병 전조증상 |

- 수면의 변화, 과수면 혹은 불면증, 입면장애
- 청각 과민증 *
- 불안, 분노, 짜증의 증가
- 우울감
- 대인관계 변화 및 사회적 기능 변화

성조숙증 예방 및 '자존감 보호제', 주보혈P

정상적인 발달 과정 상 청소년기로 접어들면 송과체 퇴화가 시작되고, 멜라토닌 농도가 낮아지면서 2차 성징의 신체 변화가 시작됩니다. 한편 어렸을 때부터 뇌 과열로 수면장애를 일으키는 생활 패턴이 습관화되어 있으면 송과체 퇴화가 정상 시기보다 빨라져서 사춘기를 앞당겨 성조숙증이 나타납니다. 또한 유소아 청소년기의 만성수면장애는 성조숙증뿐만 아니라 신체화 증상을 유발하거나 자존감 저하, 불안, 정서저 혼란을 야기하여 우울증, 조울증, 조현병 등의 발생 원인이 되기도 합니다.

BCKP와 함께 사용되는 주보혈P는 송과체 석회화 지연을 통해 성조숙증을 치료·예방합니다. 또한 키 성장, 면역력 강화, 공부 체력 부스팅, 자존감 보호, 건강한 자아 성찰을 이끄는 에너지 원입니다.

'귀한 존재야 너는-'을 아침, 저녁, 밤 수면 전 P로 말해주기

주보혈 P의 역할
① 성조숙증 치료 ② 키성장 부스팅 ③ 자존감 보호

성장호르몬 주사와 청소년 수면장애 성장호르몬제는 소아성장호르몬결핍증 등으로 저신장증이 있는 경우 효과적인 성장 치료를 위해 투여하고 있습니다. 하지만 합성호르몬제인 만큼 장기적으로 사용하면 부작용이 발생할 수 있습니다. 성장호르몬 주사에 관해서는 다음과 같은 부작용이 보고되고 있습니다.

| 성장호르몬 주사 부작용 |

- 전신 장애 및 주사 부위 출혈, 통증
- 두통, 어지럼증 등 신경계 장애
- 구토, 상복부 통증, 미식거림 등 위장관장애
- 두드러기, 가려움증, 발진 등 피부조직장애
- 고혈당, 관절통, 과민증, 수면장애 등

특히 주의력 저하나 수면장애를 호소하는 청소년들 가운데 성장호르몬제 사용의 과거력이 있는 경우가 꽤 급증하고 있는데, 이는 합성 호르몬제의 부작용이 발생하면 '불기운'을 일으켜 뇌 온도 상승 발생률을 높이는 경향이 있기 때문입니다. 이때는 염증과 약물 독소 배출로 뇌심부 온도를 식히는 BCKP 물수면이 호르몬제 부작용 치료, 수면장애·주의력의 저하를 극복하는 데 도움됩니다.

➜ 성장호르몬 주사 치료가 필요한 경우 호르몬제와 BCKP 병용하며 관리할 수 있음

자궁·난소의 병증은
심장에서 받은 것

심장은 자궁과 난소에 바로 연결되어 있습니다. 스트레스, 충격, 정신노동, 약물 사용, 알코올, 카페인 등의 각종 원인에 의한 심장의 불기운은 위로는 뇌를 과열시켜서 수면장애를 일으키고, 만성수면장애는 호르몬 불균형으로 이어집니다. 심장이 수년 또는 수십 년에 걸쳐 과열되면 자궁·난소 질환이 뒤따릅니다.

따라서 자궁이나 난소의 질환이 있다면 장기간 스트레스나 약물 등으로 심장과 피를 끓여온 상황이라는 것을 짐작할 수 있습니다. 다낭성난소증후군, 자궁근종, 자궁내막증, 질염, 질건조증, 자궁경부암, 자궁선근증, 난임, 골반염, 생리통, 무월경, 생리불순 등의 병증은 자궁·난소에 직접적인 치료가 필요할 수는 있지만 심장의 과열을 식혀서 물수면 회복으로 호르몬 불균형의 원인 치료를 병행하는 것이 바람직합니다.

"직장 스트레스로 생리불순이 심했는데, 약 먹으면서 올해 처음 생리가 나옴"
"자궁근종이 있는데, 생리혈이 맑아지고, 생리통도 사라짐. 추위를 많이 타서
별명이 할머니였는데 추위를 별로 타지 않고 있어 놀라워요"
"성조숙증 호르몬 치료의 부작용으로 생리불순이 심했는데, 생리가 매달 잘 나오고, 생리통이 개선됨"
"자궁내막증이 8cm에서 5cm로 줄어들었고, 검은 머리가 다시 나옵니다"

난폭한 잠꼬대는 파킨슨병·치매 위험 신호

중장년층의 심한 잠꼬대는 단순 잠꼬대가 아닌 렘수면행동장애일 수 있습니다. 렘수면행동장애(REM: Sleep Behavior Disorder)는 렘수면 중 근육의 긴장도가 높아지면서 꿈과 관련된 과격한 움직임(고함 지르기, 잠꼬대, 주먹질, 발길질, 침대에서 떨어짐 등)이나 이상 행동을 보이는 질환입니다. 렘수면행동장애는 심장 과열로 뇌 기능이 약해지면서 렘수면 중의 근육 긴장도가 높아진 것으로 중장년층 남성일수록 흔하게 발생합니다. 렘수면행동장애는 파킨슨병, 치매 등 퇴행성 뇌질환과 깊게 연관되어 있습니다. 렘수면행동장애 환자의 약 73.5%가 12년 후 파킨슨병, 치매와 같은 신경퇴행성 질환으로 발전할 가능성이 높은 만큼 조기 치료가 매우 중요합니다.

파킨슨병·치매 예방 렘수면행동장애 BCKP 치료법
- B: 심장 과열 안정화, 근육 경직 이완
- C: 뇌신경 및 장내 독소 배출(만성 변비★, 과민성대장증후군 치료)
- KP: 뇌 노화 지연, 정상 렘수면 패턴 회복

심뇌혈관질환 예방·치료·재발 방지의 기본 조건: 자연 물수면

심뇌혈관질환은 심혈관질환과 뇌혈관질환을 일컫는 질환군으로 심혈관질환에는 심근경색증, 협심증, 심부전, 부정맥, 판막질환 및 심근증 등이 포함되며, 뇌혈관질환에는 뇌경색, 뇌출혈, 허혈성 뇌졸중 등이 있습니다. 심뇌혈관질환의 예방·치료·재발 방지를 위한 기본 조건은 자연 물수면 회복이라 할 수 있습니다. 물수면을 통해 혈관 출혈 및 염증을 일으키는 불기운을 식히고, 피 영양 공급으로 혈관 벽 강화를 반복함으로써 고혈압, 당뇨병, 고지혈증, 동맥경화증 등의 심뇌혈관질환의 위험 인자를 통합적으로 관리할 수 있습니다.

> **심뇌혈관질환 예방, 치료, 재발 방지의 물수면 BCKP**
> - **B:** 심장 안정 통해 전신의 혈류 개선
> - **C:** 만성 변비·설사·배설 지연 관리, 염증 제거
> - **KP:** 피 보충, 깊은 단계의 수면 유도, 손상 혈관 재생 촉진

감기가 나가게 하는 법
"병이 들었다, 병이 나았다"

병이 들었다 함은 병이 '들어왔다', 나았다 함은 병이 '나갔다'라는 뜻입니다. 감기에 걸렸을 때는 병이 '나가게' 하는 것이 신체 본연의 치료 기전입니다. 이때 억제성 작용의 불기운 약물은 증상을 잠시 멈추게 할 수는 있지만 배출을 지연시키고, 병이 더 속으로 '들어가게' 하기 때문에 감기가 고열, 폐렴, 만성염증, 알레르기 질환 등으로 전환될 가능성이 높아십니다. 따라서 감기약, 항생제 등은 급성 질환, 열성 경련, 전염성 질환, 수술, 응급 상황 등 필요한 때에만 사용하는 것이 적절합니다.

그 외의 일반적인 감기라면 치유 반응을 '억제하는' 것이 아니라 '돕는' 약으로 열독을 배출하는 것이 뇌손상을 예방하며, 수면과 만성염증을 관리하는 전략적 기술입니다.

무엇보다 ADHD, 발달장애, 신경정신질환의 기저질환이 있는 경우 감기 열독이 코 호흡, 땀, 배설 작용 등으로 나가도록 하고, 면역력을 강화하여 뇌의 물기운을 보호하는 감기 치료가 필요합니다. 이는 감기 치료의 범주를 초월하여 어그러진 병증을 순서대로 정리하는 방향 전환의 첫걸음이 될 수 있습니다.

| 감기를 나가게 하는 다각도 BCKP, 코시원 활용법 |

- **초기 감기, 코감기, 목감기:** 코시원, 주안심B(열독을 땀으로 배출)
- **열성감기, 두통, 복통, 체기, 근육통:** 주안심B, 주심C(열독을 변으로 배출)
- **만성감기, 잔기침, 기관지염, 면역력 저하:** 주안심B, 주심K, 주보혈P

➡ 필요할 경우 양약과 병용 가능, 약물 독성 부작용 치료
➡ 따뜻한 난방, 양질의 식사로 해독·배출 활성화하기

"3~4개월간의 긴 감기, 약 트라우마, 기침, 콧물 끝내고 이제 밥을 먹네요"
"중학생임. ADHD, 비염이 있는데, 코가 막힐 때 코시원을 먹으면 코가 뚫린다"

수면제·항우울제·약물 단약 클리닉

❶ 약물과 BCKP를 2~4주간 병용하면서 해독 과정을 거침
❷ 약물 용량을 25%씩 줄이거나 횟수를 줄이고, 약물 독소 배출 및 금단증후군 치료를 위해 BCKP 증량
❸ BCKP로 대체하며 계단식으로 서서히 감약

| 약물 금단증후군 발생 시기와 BCKP 사용법 |

● **단약 후 24시간: BC↑↑↑, KP**
심장 두근거림, 불안, 떨림, 안절부절, 소화장애, 상열감, 두통, 처짐, 불면증 발생

● **단약 후 1~2주: BC↑↑↑, KP↑↑**
짜증, 불안, 우울증, 환각, 망상, 갈망, 집중력 저하, 단기 기억장애, 학습 능력 저하, 소화장애, 통증, 저림, 마비감, 피부 소양증·염증, 공격성, 자살 충동, 자해 충동 등으로 금단 증상 최고조에 도달

● **단약 후 수개월: BC↑↑, KP↑↑↑**
수면장애, 식이장애, 소화장애, 인후염 등이 만성적 대사 기능 저하, 두통, 짜증, 공격성, 집중력 저하, 인지능력 저하, 불쾌감, 무기력증 등

✓**BC:** 양적 증상(상열감, 통증, 답답함, 불안, 숨막힘, 공격성 등)
✓**KP:** 음적 증상(무기력증, 공포증, 냉증, 인지장애 등)
✓**코시원:** 코막힘, 알러지, 감기, 인후통 등

"드디어 7, 8년째 복용해 온 수면제, 항우울제, 항불안제, 정신과 약을 끊었습니다"
"분노가 짧아져서 너무 좋아요. 본인도 덜 힘들어하고, 충분히 BC로 리스펜정 대체가 되네요"
"BC 위주로 먹으면서 우울증, 공황장애, ADHD약물 단약 중, 가족들 숙면하는 중"

마약류 부작용·중독 해독 재활 클리닉

| 마약류 분류 및 주요 종류 |

'마약류'라 함은 마약·향정신성의약품 및 대마를 말한다.
(마약류관리에 관한법률 제2조 제1호)

① 마약
- **천연 마약:** 양귀비, 아편, 코카
- **추출 알칼로이드:** 모르핀, 코데인, 헤로인, 코카인 등
- **합성마약:** 페티딘, 메타돈, 펜타닐 등

② 향정신성의약품
- **LSD, MDMA**(엑스터시)
- **암페타민, 메틸페니데이트**(ADHD치료제)**, 메스암페타민, 케타민**
- **디아제팜, 졸피뎀, 프로포폴, GHB**(물뽕) 등

③ 대마류
- 대마
- 대마수지(해시시)

마약류는 오남용 시 뇌중추신경계를 손상시켜 중독을 일으킬 우려가 있는데 부작용으로 비일상적 강도로 뇌 과열과 뇌 노화를 급진적으로 일으켜 불수면을 가동시키며, 중독에서 벗어나기 힘든 상태를 유발합니다. BCKP는 ▲독성 해독·배출 활성화로 뇌 과열을 치료하고 ▲영양을 공급하여 도파민 불균형을 일으키는 뇌손상의 회복을 돕습니다.
이를 통해 ▲각종 중독 및 금단증후군을 극복하도록 하고 ▲일상 복귀를 앞당깁니다.

수험생 학습 클리닉

- 수능시험(아침 8:40분 시작)을 위한 전략적 수면 관리
- 아침잠 극복, 아침밥을 건너뛰는 습관 교정
- 원활한 '아침 쾌변'을 습관화하여 소화장애, 두통, 복통, 미식거림, 우울증 개선
- 두뇌 발달, 키 성장 촉진
- 비염, 아토피, 여드름, 천식 등 만성염증 개선
- 두통, 복통, 어깨통증, 생리통 개선
- 식이장애, 체중 감소, 마름, 비만 양 극단 관리
- 성장호르몬 주사, ADHD 약물 부작용, 각성제 오남용, 마약류 해독 치료
- 트라우마, 공격성, 분노조절장애, 망상, 대인기피증, 무기력증 치료
- ADHD, 공황장애, 우울증, 조울증, 조현병, 자해, 자살충동 극복

▶ BP는 사춘기 호르몬 불균형 개선
▶ 밤 공부가 끝난 후 BP는 뇌 과열을 신속히 식혀서 입면까지의 시간 단축
▶ 수면 전 BP는 짧은 시간의 잠이라도 깊은 수면 유도
▶ 수면 전 P 복용으로 기억력, 집중력, 인지 능력을 높이는 멜라토닌의 분비를 촉진
▶ B는 수시로 복용하며 시험 긴장, 불안 해소, 멘탈 관리
▶ P는 자존감 저하, 체력 소진, 부정맥 관리, 공포증 치료
▶ 저녁 식후 C는 부족한 운동량을 보완하여 순환을 촉진하고, 매일의 약물, 음식, 카페인 등 독소 해독·배출 활성화, 입면장애 개선
▶ K는 뇌의 뿌리인 하단전을 채워 아침에 부족한 뇌 영양을 보충, 집중력 향상, 시력 개선, 눈빛 광채 처리, 난독증 개선, 글자가 눈에 들어오게 함

단약 및 임신 능력 강화 클리닉

BCKP를 통한 물수면은 물기가 생식기에 차오르고 전신에 공급되어 1234의 선순환이 이뤄지도록 합니다. 이를 통해 순환 생태계가 회복되면 임신 능력이 자연스럽게 향상됩니다. 또한 약물 복용 중이라면 남성과 여성의 약물 단약과 해독·배출을 도와 태아로의 약물 독성 대물림을 컷팅하며, 유전적 질환을 최소화합니다.

| 임신 준비 |

- 여성 자궁 및 기능 회복, 냉증 치료
- 남성 정자 기능 및 성 기능 강화
- 단약 후 약물 해독으로 임신 준비
- 임신 중 수면장애, 불안, 공황장애 극복
- 순산 및 신속한 산후 조리 촉진
- 태독·태열을 최소화하여 태아 건강 관리

ADHD 가족치료 클리닉

ADHD는 유전적 요인이 70~90%에 달하고, 환경적 요인이 10~30%인 것으로 알려져 있습니다. 가족들의 경우 유전적 요인과 환경적 요인 모두를 공유하고 있어 가족 구성원 중에서 한 명이라도 ADHD 진단 받거나 의심이 되는 경우 가족 치료가 바람직합니다.

- ADHD의 과잉 행동은 BC, 주의력 저하는 KP
- 유소아기, 청소년기, 성인기, 노년기까지 전 연령대에서 복용 가능
- 마일드한 약성으로 장기 치료에 안전

치매·파킨슨병 예방, 관리 클리닉

- 치매와 파킨슨병 위험 높이는 렘수면행동장애 치료
- 뇌신경계 및 장내 염증 제거 배출 활성화
- 인지 기능을 강화하는 뇌척수액, 골수 공급
- 뇌척수액의 물청소 시스템을 활성화
- 밤 11시~1시의 수면을 포함한 가장 깊은 수면 단계(논렘수면 3·4단계)를 유도
- 치매 예방 및 치매 진행 지연
- 파킨슨병 근감소증 개선을 위한 혈 보충
- 양약과 병용 가능, 약물 부작용 개선, 독소 배설 지연 및 기력 저하 관리

항노화 클리닉

우리 몸의 피 저장고를 '단전丹田'이라고 하는데, 상단전은 뇌, 중단전은 심장, 하단전은 생식기입니다. 노화는 뇌, 심장, 생식기 세 곳의 피 저장고에 물기운이 고갈되어 세포 재생 기능이 둔화되는 것입니다.

노인혈쇠老因血衰, 노화는 피 부족에 기인함

신선한 피 공급의 시간, 물수면
BCKP 항노화 클리닉은 물수면 회복을 통해 뇌, 심장, 생식기에 신선한 피를 매일 공급하는 것을 목표로 합니다. 피를 채우면 해독과 재생의 자동화 시스템이 활성화됩니다.

① 해독의 깊이(BC)

- 간 해독
- 장내 클렌징
- 혈액 정화
- 면역체계 강화

② 재생의 범주(KP)

- 줄기세포 활성화
- 근육, 뼈 재생 주기 촉진
- 뇌 인지기능 강화
- 퇴행성 뇌 질환 예방
- 피부, 모발 노화 방지

BC: 전신을 스크리닝하여 염증을 제거함, 염증 부위, 체질, 병증에 따라 복용 시의 반응은 각자 다르게 나타남

KP: 피를 공급하여 뼛속과 조직의 빈 곳을 채우고, 호르몬 분비를 촉진하여 균형을 회복시킴

"요즘 저는 신생아 같아요, 잠이 스르르...기분 좋게 잠이 드는 경험은 참으로 오랜만이네요"

"백화점 고가라인, 마사지샵, 경락, 화장품 다 써도 안 돼서 포기하고 살았는데, 피부가 나날이 촉촉해지고 있어요. 진짜 뇌에서 기분이 좋아지고, 어릴 때 느꼈던 그 기분이-"

"70대 발뒤꿈치 갈라짐이 메꿔지고, 열이 내려감"

"저도 항암 치료 후 심해졌던 발뒤꿈치 갈라짐이 개선되고, 저체온에서 1도 올라서 정상 체온이 됐어요"

"의사인데 BCKP 3년 이상 장기 복용하면서 나타난 혈액 소견 결과 백혈구 정상, 호중구(면역) 상승, 호산구(알러지) 감소, 빈혈 수치 증가, 간수치 안정됨. 참고로 쓸개 제거, 담석 등으로 간수치가 1000대로 상승하거나 들락날락 했었는데..."

"그런데 신기하게도 무릎 관절과 허리가 요즘 안 아프네...머리숱도 풍성해지고, 그렇게 빠지던 눈썹도 자라나"

"왜 너만 안 아프냐?"
-코로나 집단 확진 후 주안심 세트 복용 중인 OOO님께 느낀 지인들의 궁금증

PART 4

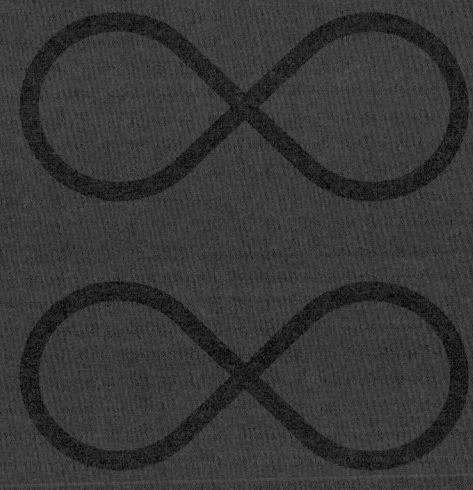

피가 피를 낳고

물수면 목적: 재생 공장 자동화

피는 순환 에너지의 근원으로 혈을 채우는 일은 노화 지연과 건강 관리의 기본 문법입니다. 피는 매일 밤의 물수면 중 정화·해독 및 재생 과정을 거쳐 피가 모이는 하단전, 즉 골반에 축적됩니다. 이곳에 축적된 피는 전신에 흐르는 경맥을 통해 척수, 뇌수, 장부, 혈맥에 영양 물질을 조달합니다. 이를 통해 밤 사이에 '다시 태어나는' 재생 공장이 활성화됩니다. 한편, 불기운 과열의 신체 불균형으로 혈류가 막히고, 피가 부족해지면 물수면 진입이 어렵게 되어 만성염증, 노화의 악순환이 연쇄적으로 이어집니다.

● 물수면: 재생 공장 ✖ 불수면: 염증 공장

물수면의 목적은 간결하고, 직선적입니다. '피가 피를 낳는' 재생 공장의 자동화 시스템을 가동시켜서 생명력의 연료인 피가 마르지 않도록 관리하는 것입니다.

BCKP는 피의 그릇인 골반에 피를 먼저 채워서 골반-척추-뇌까지 순차적으로 피가 차오르게 합니다. 근원부터 뇌 영양이 채워지면 자연스럽게 물수면에 들게 됩니다. 물수면을 반복할수록 피 에너지가 쌓이며, 노화가 지연됩니다.

재생再生 공장 물수면 BCKP 3단계

▶ 1단계: 과열된 뇌 온도 식히고, 혈류 막는 독소 배출로 입면 회복(BC)
▶ 2단계: [하단전-척추-뇌] 라인의 피 공급량을 늘려서 깊은 단계의 물수면 유도(KP)
▶ 3단계: 물수면 회복으로 세포 재생 공장의 자동화 시스템 활성화(BCKP)

▶▶▶ '피가 피를 낳고'

피의 깊이가 잠의 깊이

멜라토닌은 자시의 깊은 단계 서파 수면을 촉진하는 수면호르몬으로 신생아 때는 적은 양이 분비되다가 10세 전후로 폭발적인 분비 상승세를 보입니다. 그리고 청소년기부터 분비량이 감소하여 30세 후로 급감하고, 50대 이후에는 현저히 줄어듭니다. 이 때문에 20대까지는 약 20%를 차지하던 3·4단계의 깊은 잠이 중년에 이르면 3%에 불과할 정도로 줄어들게 됩니다.

멜라토닌 분비 감소의 주요 원인은 '피 부족'에 의한 뇌 노화입니다. 이를 보완하기 위해 BCKP는 다각도로 뇌혈류를 회복시켜 뇌의 노화 속도를 줄입니다. BCK가 자율신경계 불균형을 조절하며 뇌혈류를 매끄럽게 열어주면 P가 등판하여 하단전의 맑은 피를 뇌심부 깊은 곳에 조달하여 호르몬 분비 버튼을 마침내 꾹 눌러줍니다. 이러한 과정을 거쳐 멜라토닌 농도가 높아지면 깊은 단계 수면 중의 세포 재생 공장이 본격적으로 활성화됩니다. 또한 멜라토닌 농도의 상승으로 수면의 단계가 깊어지면 새로운 차원의 아침과 재생 속도를 경험하게 됩니다. 잠의 깊이는 피의 용량에 비례합니다.

- B: ↓과열된 심장을 안정시켜 뇌혈류를 매끄럽게 함-자율신경계 안정화
- C: ↓↓막힌 뇌혈류 및 전신 혈류를 뚫어줌-뇌신경 및 소화기 염증 배출, 간 해독
- K: ↑피의 원료 축적-혈맥, 장부, 생식기, 골수, 뇌수 뿌리인 하단전 강화
- P: ★ ↑↑뇌신경 영양, 피 공급-수면호르몬 포함한 내분비계의 정상적인 분비 촉진

부작용 없는 완전 치료제, 자연 물수면

자연 수면은 뇌 에너지인 피 공급의 주체입니다. 각종 억제제, 각성제 약물이나 호르몬제는 자연 수면을 통해 뇌 에너지를 충분히 보충하고 난 뒤에 사용 여부를 결정해도 늦지 않습니다. 화학 약물로 섬세한 뇌신경과 호르몬 체계에 인위적으로 관여하면 할수록 신경계 생태계와 내분비계 생태계의 손상이 불가피하고, 부작용에 의해 뇌 노화가 가속화되는 결과를 낳기 때문입니다.

뇌 에너지, 피 공급의 주체는 [자연 물수면]

뇌신경 기능이 스스로 살아나도록 돕는 영양 공급의 물수면은 잠을 통해 뇌와 심장이 스스로 할 일을 하도록 자양분을 채워주는 것에 지나지 않기 때문에 반동성 불면증, 반동성 우울증, 금단증후군, 의존성, 몽롱함, 자살충동, 조증, 폭력성, 무기력증, 대사증후군, 간장애, 배설 지연, 종양 등의 부작용이 생길 이유가 없습니다. 스스로의 수면이야말로 부작용 없는 궁극의 완전 치료제입니다.

자연 물수면은 [부작용 없는 완전 치료제]

억제나 각성은 우리의 뇌와 심장이 체내 시계에 맞춰서 자율적으로 판단하는 일로 인위적인 간섭을 하지 않아도 됩니다. 단지 필요한 것은 체내 시계 운영에 필요한 뇌 에너지, '피'의 공급이 막히거나 부족하지 않도록 돕는 것입니다.

마스터피스를 대하는 저개입 치료

인간은 존재 자체가 '살아 있는 마스터피스'입니다. 마스터피스란 이미 완성된 걸작으로 더하거나 덜할 것이 없는 완벽한 대상을 말합니다. 작품은 손을 대면 댈수록 섬세하게 설계된 원형이 훼손될 수 있기 때문에 관리자가 취해야 할 올바른 자세는 작품에 걸맞은 보존·관리를 시행하는 저개입 전략입니다.

우리 몸은 건강 관리에 있어서 응급 상황, 사고, 수술, 급성 질환, 유전성 등의 예외적 상황을 제외하고는 만성질병의 경우 임의대로 빼거나 더하지 않아도 됩니다. 인간은 호흡하고, 생식하며 자율적으로 운영되는 하나의 고유한 생태계이기 때문에 직접적인 과도한 개입은 오히려 유기체에 균열을 일으키고, 마스터피스로서의 가치와 존엄성을 상실할 우려가 있습니다.

자연 물수면은 부작용 없는 완전 치료제로 이를 대체할 수 있는 약은 없습니다. 물수면을 통해 자체 생명력이 매일 정화·재생되어 이어지도록 보존·관리를 하는 것이 건강 관리의 중심축입니다. BCKP는 자연 물수면이 회복되고 원활하도록 돕는 것뿐입니다. 질병이 복잡할수록 해답은 간단합니다. 잘 자고, 잘 먹고, 잘 배출시키는 3가지 기본기를 놓치지 않고, 되찾는 것입니다.

살아있는 마스터피스를 대하는 저개입 물수면 치료의 목표 3

❶ 잘 자기★   ❷ 잘 먹기   ❸ 잘 배출하기

"자연은 정교한 의사이며 의사는 자연의 관리인이다."

히포크라테스

멜라토닌 보충제는
멜라토닌 분비를 억제함

수면 호르몬인 멜라토닌 분비량을 보완하기 위해 합성 멜라토닌 보충제를 사용하기도 하는데, 합성 멜라토닌제를 장기 섭취하면 우리 몸은 '멜라토닌을 생산하지 않아도 외부에서 보충된다'고 학습하게 됩니다. 이 때문에 자연적인 멜라토닌 생성이 억제되기 시작합니다. 또한 호르몬 체계는 서로 유기적으로 연결되어 있기 때문에 특정 호르몬만 선택적으로 인공적인 보충을 한다면 결국 전체 내분비계 밸런스에 교란을 일으켜 오히려 정상 수면-각성 패턴에 악영향을 미치게 됩니다. 멜라토닌 보충제는 필요한 경우 교대근무, 수술 전후, 시차증후군 등의 단기 불면증 치료에 일시적으로만 사용하는 것이 적절합니다.

[합성 멜라토닌 보충제의 부작용 보고 사례]

- 두통·어지럼증·오심·졸림·일과성 우울증 발생
- 기존의 우울증 악화
- 간질 환자의 발작 증가 우려
- 자가면역 질환 악화 우려
- 생식력 저하 가능성
- 미국수면의학회는 치매가 있는 노인들에게 멜라토닌 보충제를 피할 것을 권고

자료 출처: 국립보건원 국립통합의학센터

멜라토닌 자연 분비 촉진제
'주보혈P'

BCKP 수면법 중 수면 전 복용하는 주보혈P는 뇌신경 뿌리인 하단전의 물기운을 채워 척수, 뇌수를 순서대로 공급합니다. 이를 통해 뇌 영양이 충분히 공급되면 송과체 퇴화가 지연되고, 호르몬이 체내 시계에 따라 정상 농도가 되며, 자체적인 멜라토닌 분비량이 늘어납니다.

- ▶ 수면 30분 전 P 복용
- ▶ 중간에 깨면 P 추가 복용(각성 원인에 따라 BCK 활용)
- ▶ 노화로 인한 멜라토닌 급감에 비례하여 P 증량

"수면제, 수면영양제 등과도 비교 실험해봤는데 그 무엇도 P처럼 잠을 잘 수 있게 해주지는 않더군요"

"멜라토닌 수면제 먹고 잘 때랑 다르게 기분 좋게 잠에 들어요"

"대학병원 의사임. 불면증은 재발이 잦은데 B와 P를 계속 먹으면 재발도 막고, 수면제 의존도를 낮춰줌. 중간에 깨도 P를 먹으면 나도 모르게 다시 잠"

뇌 에너지, 피 보충제 '주보혈 P'

주보혈主補血P는 '피를 보충하는 것을 주치한다'는 이름의 뜻 그대로 피를 원활하게 공급하되, 뇌신경 뿌리인 생식기부터 에너지를 채워 자율신경계 밸런스 유지, 체내 호르몬 정상 분비를 통합 조절하는 기능을 최대한 끌어올려 줍니다.

P는 혈을 보하는 약재 구성 배합비에 의해 뇌신경 세포막을 구성하는 인지질류 화합물을 함유하여 멜라토닌 분비에만 관여하지 않고, 뇌신경세포의 전반적 기능을 원활하게 촉진합니다. P를 밤에 복용하면 멜라토닌, 성장호르몬 분비 등을 촉진하며, 아침과 낮에는 각성 호르몬, 세로토닌 분비를 활성화하고, 도파민 분비 체계의 밸런스를 돕습니다. 무엇보다 체력 보강과 동시에 뇌 대사를 촉진하여 학습 능력, 기억력, 주의력 강화, 치매 예방, 자존감 회복에 효과적입니다. 또 P는 뇌신경의 뿌리인 생식기부터 영양분을 채우고, 척추를 강화하며 뇌신경까지 피를 공급하여 갱년기 전후의 여성호르몬과 남성호르몬 감소를 보완하며, 골다공증과 갱년기 증상의 관리에도 유용합니다.

[연령별 뇌 영양, 피 부족 질환]

- **유소아**: 발달장애, 성장 지연, 분리불안, 야경증, 면역력 저하, 알러지, 소아당뇨, 성조숙증, ADHD, 틱장애, 감기약 부작용
- **청소년기**: 입면-기상 지연, 사춘기, 신체화 증상, 기면증, 무기력증, 자존감 저하, 우울증, 공황, 조울증, 조현병, 성장호르몬주사 부작용, 각성제 및 항우울제 부작용
- **중장년**: 갱년기 호르몬 저하, 자율신경실조증, 공황장애, 성인ADHD, 번아웃, 심뇌혈관질환, 간장애, 신장애, 대사증후군, 내분비질환, 성 기능장애, 호르몬제 부작용, 수면제 부작용, 마약류 약물 부작용
- **노년기**: 수면장애, 노인성질환, 파킨슨, 치매, 관절, 약물 배설 지연

→ P를 복용하기 전에 BCK로 체질과 병증에 따른 뇌혈류 개선 작업이 선행되는 것이 바람직함

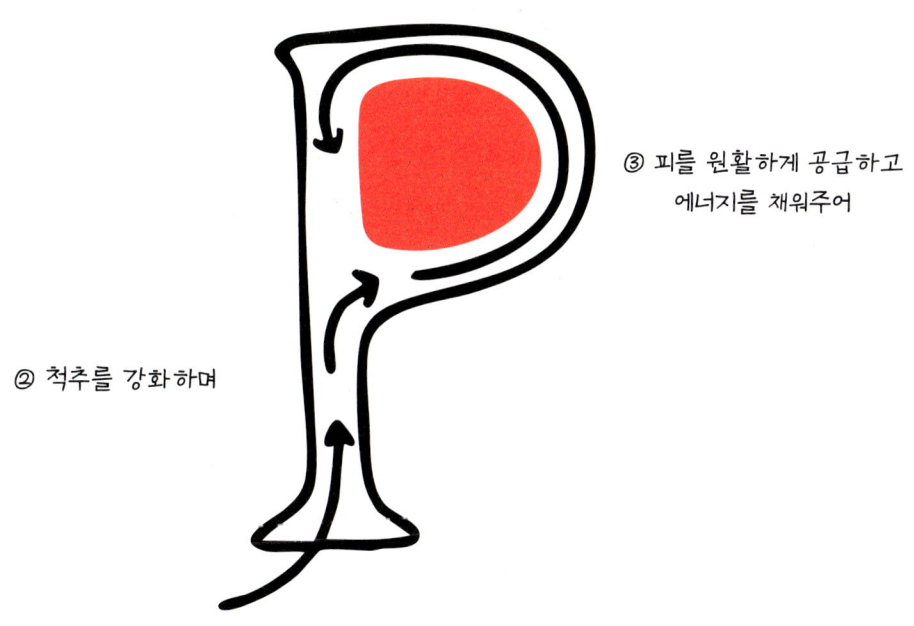

④ 뇌신경까지 피를 공급하는, 피 보충제 주보혈 P

③ 피를 원활하게 공급하고 에너지를 채워주어

② 척추를 강화하며

① 뇌신경 뿌리인 생식기부터 영양분을 채우고

뇌 에너지 공급의 도로, 등

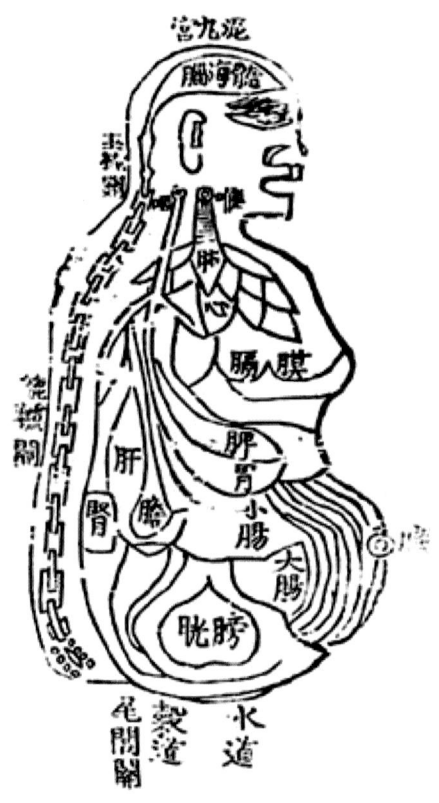

『동의보감』 신형장부도

    뇌척수액이 흐르는 등의 척추는 머리의 뇌신경과 하단전 피의 근원지 사이를 잇는 연결선으로 피(뇌수, 골수, 척수, 정혈 등의 에센스를 담은 영양 물질 포함) 에너지 운반의 파이프라인입니다. 『동의보감』에서는 척추를 '정기가 위 아래로 왕래하는 도로'라고 언급하며, 첫머리에 삽입된 '신형장부도'의 척추에 옥침관, 녹로관轆轤關, 미려관이라는 세 가지 관문을 표기함으로써 정기가 오르내리는 척추의 중요성을 거듭 강조하였습니다.

수면장애 및 뇌신경질환이 있으면 등·뒷목·어깨 통증 혹은 경추·흉추·요추 질환이 기본 옵션처럼 동반되는 경우가 많은데, 이는 수년 혹은 수십 년간 뇌신경으로의 혈류가 매끄럽지 않았던 것을 의미합니다. 한편 이에 대해 올바른 치료가 진행되면 전처리 과정으로 등, 뒷목, 어깨의 통증이 감소되며, 막힌 혈류가 뚫리는 지표가 선행되어 나타납니다. 또한 평소에도 말린 어깨와 등을 펴고 자세를 바르게 하는 것은 하단전에서 심장, 뇌혈류로의 순환에 큰 도움이 됩니다.

"등에는 삼관이 있는데 뇌 후두부를 옥침관이라 하고,
등줄기를 녹로관이라 하며, 수화가 교류되는 곳을 미려관이라고 한다.
이것들은 다 정기가 오르내리는 길이다.
이는 마치 북두칠성의 자루가 한 바퀴 돌 때와 같아서
위아래로 순환하는 것이 은하수가 북두칠성을 따라 도는 것과 같다."

"背後有三關, 腦後曰玉枕關, 夾脊曰轆轤關,
水火之際曰尾閭關. 皆精氣升降往來之道路也.
若得斗柄之機幹運, 則上下循環如天河之流轉也."

『동의보감』 신형문

"약을 먹은 이후로 20년 동안 늘 고질병이었던 등과 어깨의 통증이 거의 없어짐.
어깨가 가벼운 게 얼마만인지…"

−BCK 복용 9일 차

뇌 에너지 샘솟는
발과 발가락 웜업

수면장애가 심할수록 발이 차갑게 굳거나 오그라들어 있는데, 이는 영양분을 뇌까지 공급하는 활력이 매우 저하되어 있음을 의미합니다. 발을 늘 따뜻하고, 유연하게 관리해야 피 에너지가 전신과 뇌신경까지 용솟음치듯 공급됩니다. 둔탁하고, 건조한 발과 발가락을 부드럽게 풀어주는 웜업은 [발-다리 안쪽-골반 생식기-척추-뇌]로 연결되는 피 에너지의 황금라인 강화에 도움이 됩니다. 특히 저녁 시간의 발 웜업은 신장의 기운을 강화하여 깊은 물수면의 활성화 작용을 합니다.

1. 발바닥

용천혈은 신장에 속한 혈자리로 신장의 성 기능을 강화하고, 피로를 풀어주며, 심장의 정서를 안정시키는 혈자리다. 발가락을 굽혔을 때 발바닥의 앞쪽 1/3 지점의 가장 오목한 곳에 해당된다.

발밑에 골프공이나 마사지 볼을 놓고 용천혈을 중심으로 발바닥을 지압한다. 이때 체중을 묵직하게 실어서 충분히 자극되도록 한다. 발바닥이 말랑말랑해지고, 따뜻해질 때까지 지압을 하다 보면 땅 속에서 샘이 솟아 오르듯 기혈이 순환되기 시작한다. 전신에 진액이 도는 것을 느낄 수 있을 정도로 충분히 풀어준다.

마사지볼을 사용할 때 용천혈 중심으로 하여 발바닥의 근막을 전체적으로 풀어준다. 족저근막은 발바닥에 넓게 퍼져 있는 아치 형태의 두꺼운 결합조직으로 주로 콜라겐 섬유로 이루어져 있다. 젤라틴 상태의 콜라겐 섬유는 혈액 공급이 저하되거나 기온이 차가워지면 굳어버린다. 발이 경직되는 주요 원인 중 하나다. 콜라겐 섬유는 37도 이상의 온도에서 잘 풀어진다. 따라서 따뜻한 곳에서 발 마사지를 하면서 온도를 높이면 발을 더욱 부드럽고 유연하게 만들 수 있다.

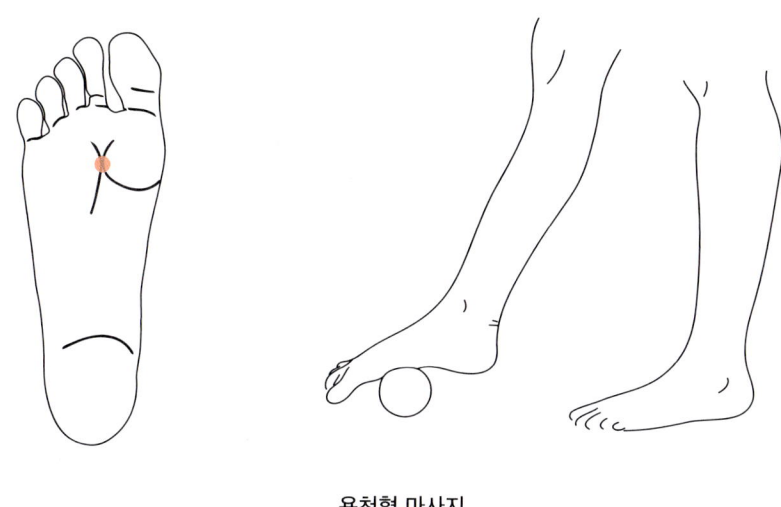

용천혈 마사지

2. 발가락

발가락이 도마뱀처럼 바닥에 밀착되도록 해야 음의 기운을 잘 발달시킬 수 있다. 발가락은 신발 속에서 움츠러져 있는 경우가 많기 때문에 구부러진 발가락 관절을 하나씩 눌러서 펴주고, 분리시킨다.

서 있을 때는 발가락으로 지면을 움켜쥐듯이 쫙 펴서 무게를 분산시키고, 보행 시에는 발가락이 탄력 있고, 강한 힘으로 지면을 밀어낼 수 있도록 한다. 발가락이 움츠러들고, 굳어 있으면 신장 기능이 떨어지며, 잘 넘어지거나 보행장애가 생길 수 있다. 발가락 근력은 발가락에 힘을 주어서 넘어지는 순간에도 빠르게 균형을 잡을 수 있도록 한다.

1) 발끝을 플렉스-데미 포인트-포인트의 순서로 움직이기

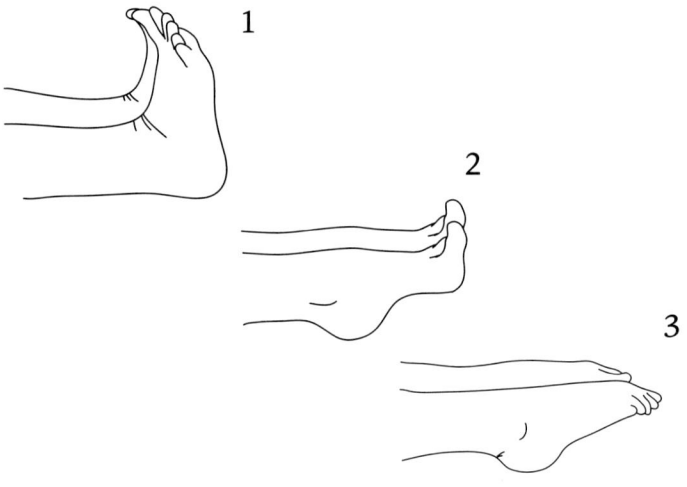

발과 발목, 발바닥과 종아리 운동
1-2-3, 3-2-1의 순서를 한 세트로 하여 10회 반복한다

2) 발가락을 오므렸다 폈다 하기

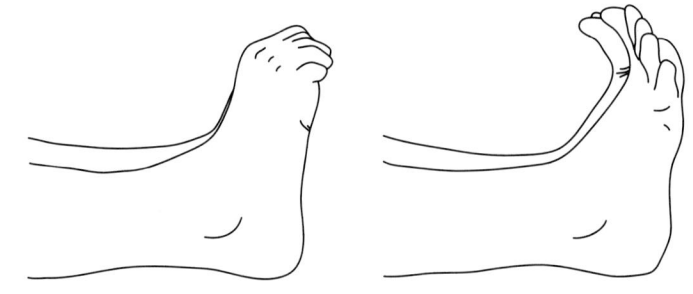

발가락을 최대한 오므려서 3초를 세고, 그다음 발가락을 최대한 펴고, 3초를 센다

3) 발가락 구부려서 누르기

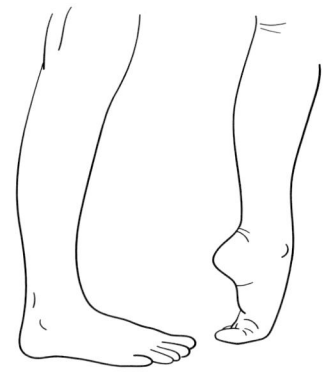

발등 운동과 발가락 운동을 한다

4. 발가락 펴서 누르기

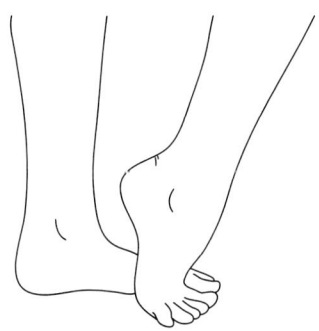

발바닥, 발가락의 긴장을 이완시킨다

발은 신장을 상태를 반영한다. 신장은 강함을 짓는 기관이고, 이곳에서 기교가 나온다. 발의 감각이 살아나게 하고, 발을 부드럽게 만드는 것은 신장의 에너지와 힘 그리고 기교를 극대화하는 비밀 장치다.

출처: 『공황장애 처방전, 주안심』 중

뇌 에너지의 집,
골반 명당 만들기

　골반은 우리 몸의 명당 자리입니다. 골반 뒤로는 척추가 뒷산처럼 든든하게 세워져 있고, 엉덩이 근육이 좌청룡·우백호로 두르고 있으며, 내부 중심에는 물기운인 혈을 가득 담고 있는 '포胞'가 자리한 것이 마치 풍수지리에서의 배산임수 형상 같습니다. 골반의 포胞는 척수 및 뇌수의 집이며, 전신에 영양을 공급하는 경맥의 시작점입니다.

　포의 한자어는 물기운인 달을 상징하는 육달월 변(月)에 감쌀 포(包)가 결합하여 형성되었습니다. 포는 좁은 의미로는 태아를 감싸는 여성의 자궁 또는 남성의 전립선을 뜻하며, 넓게는 하단전 혹은 명문 즉, 생명력이 드나드는 문을 의미하기도 합니다. 하복부의 구조물은 포를 겹겹이 감싸주는 보호막과 같습니다. 따라서 골반의 정렬을 세우고, 주변의 근육을 탄탄하게 발달시키는 것은 그 내부에 자리하고 있는 포에 기혈이 넉넉히 감아 돌게 하는 장치가 됩니다.

　혈이 안정적으로 쌓이게 하기 위한 골반 관리법 중 하나는 발가락을 지면에 밀착시켜서 반동력으로 골반을 강화하는 것입니다. 발가락은 경맥 상 골반의 앞, 뒤, 옆에 긴밀하게 연결되어 있어 내부의 포를 강화하는 조절 버튼입니다. 발가락을 섬세하게 단련할수록 하단전의 생명의 문이 헐겁지 않고, 포가 쫀득한 피의 집으로 발달됩니다. 한편 수면장애 및 뇌신경질환이 있으면 발가락이 들려 있거나 힘없이 발에 부속품처럼 매달려 있는 경우가 대다수이며, 질환이 악화될수록 점차 보행이 불안정해지고, 낙상의 위험이 커집니다. 이는 심각한 피 고갈의 허증 가속화가 진행 중임을 의미합니다. 뇌 에너지 부족은 발가락 근력 약화에 비례합니다.

명당 골반을 만드는 발가락 버튼

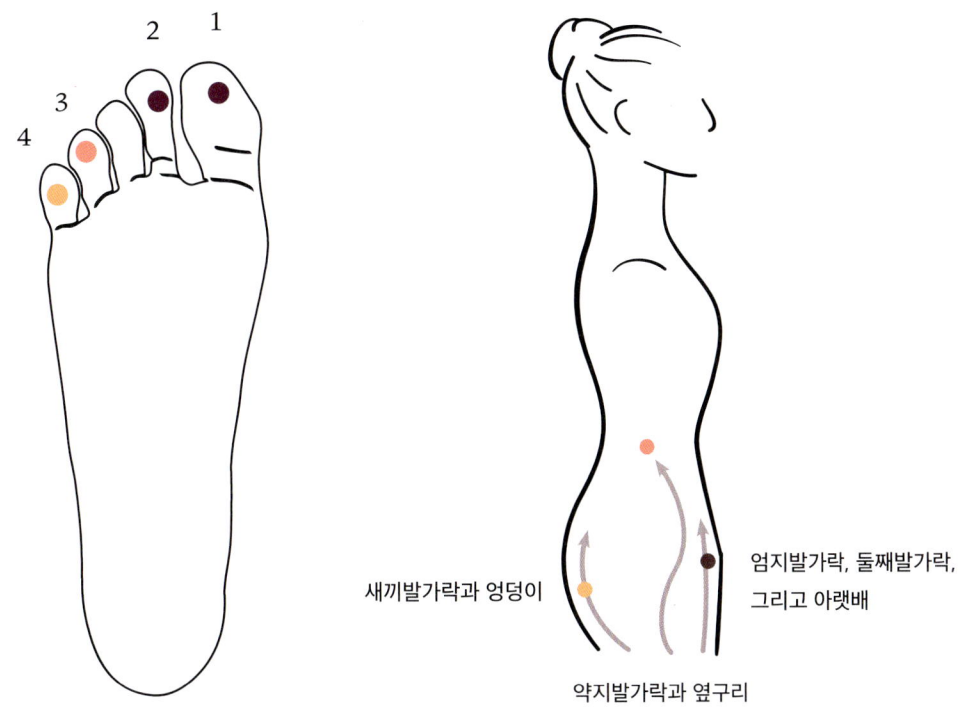

출처: 『공황장애 처방전, 주안심』 중

1, 2: 엄지발가락으로 땅을 누르면 하단전에 힘이 들어가서 헐렁한 아랫배가 압축된다.

3: 구부러진 약지발가락을 펴서 지면에 밀착시킬수록 고관절 유연성이 촉진되며, 옆구리 축이 세워진다.

4: 새끼발가락을 바닥에 누르는 힘은 엉덩이를 꼬리뼈 쪽으로 조임과 동시에 응축된 기운을 정수리까지 밀어 올려준다.

노화 지연의 뇌 에너지 리프팅

노화 지연의 뇌 에너지 리프팅은 밤에는 고요한 물기운으로 하단전에 혈을 응축시키고, 낮에는 불기운으로 정수리까지 에너지를 뽑아내 펼치는 음양의 원리에 입각한 자세입니다.

1. 복부와 흉곽

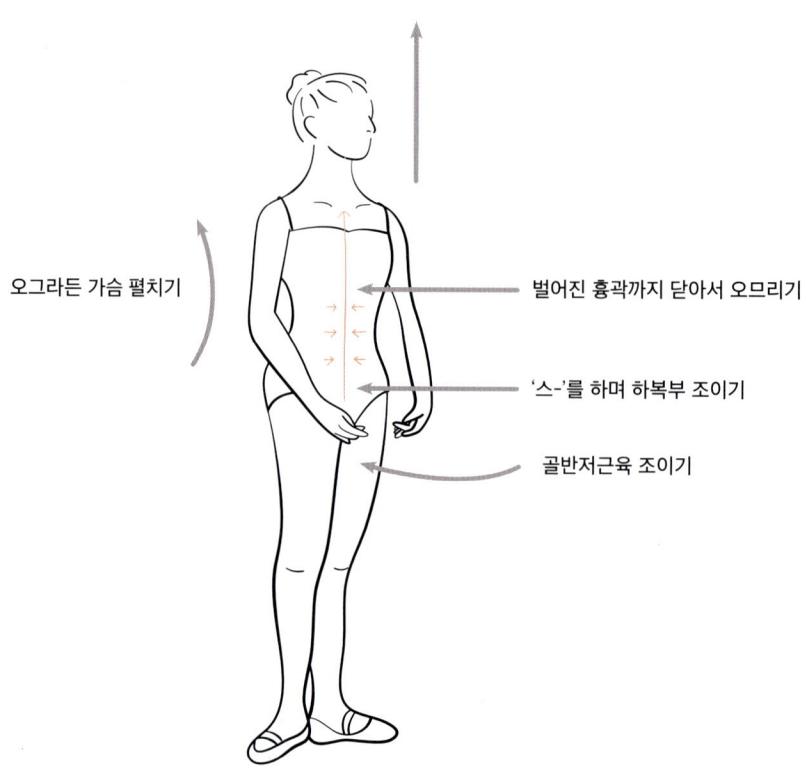

오그라든 가슴 펼치기

벌어진 흉곽까지 닫아서 오므리기

'스-'를 하며 하복부 조이기

골반저근육 조이기

발가락 버튼으로 바닥을 누르며, 다리 무릎을 붙이며, 하복부까지 압축한다. 허리와 등을 펴서 머리까지 세우고, 복부 중심선을 따라 '스'를 하면서 벌어진 복부와 흉곽을 오므린다. 피를 갈무리하는 하단전을 의식하며 깊게 호흡한다.

2. 등

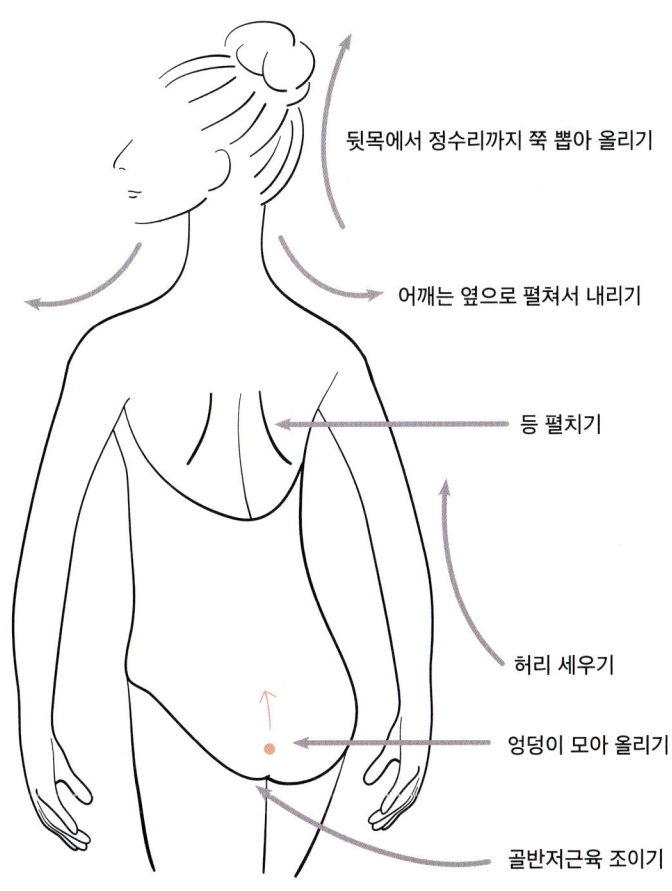

- 뒷목에서 정수리까지 쭉 뽑아 올리기
- 어깨는 옆으로 펼쳐서 내리기
- 등 펼치기
- 허리 세우기
- 엉덩이 모아 올리기
- 골반저근육 조이기

　하단전을 토대로 몸통과 머리의 백회혈까지 펼치는 양적인 힘을 정수리까지 끌어올리되, 등줄기의 뻣뻣한 경맥이 다리미질한 듯 반듯하게 펴지도록 한다. 이는 포에서 척추 뇌신경까지 피를 공급하는 독맥의 기운을 활성화해서 자연 리프팅을 매 순간 장착하도록 하며, 뇌신경으로의 피 에너지가 뇌신경으로 막힘없이 유입되도록 한다.

출처: 『발레와 한의학의 K라인』 중

하단전에 차오른 피는
선명한 시야로

　신장의 정혈이 충만하며, 심장의 정신이 편안할수록 눈에 영양분이 매끄럽게 공급되면서 흐린 시야가 더욱 밝아집니다. 시야가 선명해질수록 빛과 어둠에 대한 감도가 명확해지고, 시상하부, 송과체로 이어지는 수면-각성 사이클이 분명해지며, 더 깊은 물수면에 들어가게 됩니다. 따라서 건강한 수면을 위해선 하단전에서 차오르는 피 영양이 눈에 지속적으로 스며들도록 해야 합니다. 또 밤에는 스마트폰의 블루라이트가 시신경과 뇌에 잘못된 시각 정보를 제공할 수 있으니 최대한 차단해서 망막으로 하여금 분명한 어둠을 인지하도록 합니다.

　매일 밤 물수면을 통해 하단전에서부터 골반, 척추, 뒷목, 정수리, 이마, 미간, 코 끝으로 물 흐르듯 피의 영양이 차오르면 마침내 눈에 아우라가 맺힙니다. 이러한 방식은 억지로 눈을 부릅뜬 것 같은 얄팍한 모양새가 아니라 주머니가 넉넉한 자의 눈빛과 같이 여유롭고, 때가 무르익으면서 터져나온 것이기에 깊이와 품격이 있습니다.

시력 개선 ▷ 수면 회복

"시야흐림, 두통, 귀먹먹함, 비염으로 시작했는데.. 주안심 먹은지 2주 정도... 정말 놀랍게도-"

"약을 복용한 지 15일 정도 되니까 눈이 밝아지고 마음도 편해지며 피곤함이 없어짐..."

"빛 번짐, 눈 침침, 시력 저하, 이명, 목이 조여지는 느낌, 머리 꽉 막힌 느낌이었는데..."

"안구건조증으로 10년 넘게 인공누액을 달고 살았는데, 이제 인공누액 없이 살 수 있을 것 같습니다"

머리를 대자마자 잠드는 것은 극심한 피 고갈

잠들기까지 15~20분의 시간이 걸리는 것이 정상인데, 잠자리에 들자마자 기절하듯 자거나 코를 골면서 잠에 빠지는 것은 정상 수면 단계를 건너뛸 정도로 수면과 피 부족이 극심한 상태라는 점을 의미합니다. 동시에 만성피로증후군을 경험할 수 있으며 분명한 수면장애 치료의 대상입니다.

또한 눕자마자 빠르게 잠드는 현상이 주 4회 이상 반복된다면 과다수면증을 의심해볼 수도 있습니다. 과다수면증은 전날 충분히 잠을 잤는데도 낮에 졸음이 몰려오는 상태를 말하며, 잠을 자도 개운하지 않고, 지속적인 졸음으로 일상 생활이 어려워지는 특징을 보입니다. 이는 밤 수면의 질적 저하로 인한 피 부족이 주요 원인입니다. 그 외에도 집중력 저하, 만성피로증후군, 무기력증, 번아웃 또한 수면장애로 인한 피 고갈, 즉 뇌 영양 부족의 병증입니다.

[피 고갈의 분명한 신호]

① **머리를 대자마자 잠드는 수면**

② **과다수면증**

③ **무기력증**(당뇨, 갑상선기능저하증, 감염, 약물 부작용 등과 관련)

④ **번아웃**

⑤ **만성피로증후군**(휴식으로도 해소되지 않는 심한 피로★)

비염·코골이·알레르기 악화라면 '불수면' 중

코골이, 수면무호흡증, 비염, 천식, 아토피 피부염, 알레르기 질환, 피부 염증, 탈모, 지루성두피염 등은 폐·대장에 축적된 열기가 뇌의 시상하부 심부온도를 뜨겁게 올리는 '불수면' 중이라는 알람 경고입니다.

코 호흡, 두피 및 피부 호흡은 뇌 열기와 독소를 방출하는 주요한 냉각기입니다. 비염, 지루성두피염, 아토피, 잦은 감기가 있다면 뇌의 열기가 빠져나갈 구멍이 다 막혀 있는 상태라는 것을 짐작할 수 있습니다.

BCKP는 폐·대장에 축적된 염증을 배출시켜 코 호흡, 두피호흡, 피부호흡이 회복되도록 돕습니다. 이를 통해 뇌심부의 온도가 낮아지면 깊은 물수면이 반복되어 골수 기능 및 면역력이 증진되는데 고질적인 알레르기 질환이 '나도 모르게' 개선되는 선순환 결과가 나타납니다.

수면 중의 염증 개선 및 면역 강화 작용은 당연한 결과입니다. 한편, 매일 잠을 자는데 코골이, 만성염증, 알레르기 질환이 악화된다면 '불수면'에서 '물수면'으로 방향 전환을 해야 합니다.

● 선순환: 코 호흡-물수면-염증 제거
✖ 악순환: 코막힘-불수면-염증 악화

"코로 숨 쉬는 게 뭔지 몰랐는데, 지금은 코로 숨 쉴 수 있게 됐음"

"교통사고 후 불면증으로 복용 중인데 30년간 복용한 천식 약을 끊게 됨. 환절기에는 천식약을 먹어도 더 심해지곤 했는데... 천식 약을 먹을 필요가 없어짐. 그리고 비염, 알레르기 피부염, 소양증이 없어지고, 신경 쓰면 나타나는 틱장애도 안 보여..."

조커패를 압도하는
물수면의 전능성

자시(밤 11시에서 1시)의 물수면은 부작용 없는 유일한 자연 치료제로 건강 관리 게임의 승률을 올리는 조커패와 같습니다. 조커패는 카드 플레이에서 모든 카드를 능가하는 최강 패로 상황에 따라 계층을 초월하여 변신할 수 있습니다. 플레잉카드의 조커가 '변신의 그림자'라면, 자시에 진입하는 물수면은 '변신의 실체'라고 할 수 있습니다. 자시에 솟아나는 물기운은 생명체의 본질과 근원으로 플레잉카드의 조커에 비할 수 없는 고차원의 입체적 변신을 하는데 고체, 액체, 기체 심지어는 정신으로도 자신의 물질 상태를 자유롭게 변화시키고 전신을 순환하며, 각 과의 질환을 자연 치유하는 전능성을 가지고 있습니다. 일례로 **모든 세포로 분화할 수 있는 능력을 가진 배아줄기세포는 물기운의 전능성을 원초적으로 내포**하고 있습니다.

한편, 조커패와 같은 물수면 카드를 놓치면 신체 불균형으로 인한 열독과 염증이 민란이 일어난 듯 동요하고, 뇌신경으로 치받아 올라오게 됩니다. 이럴 때 불균형 치료를 위해 물수면을 회복해야 하는데, 정작 원인은 방치한 채, 각 과의 대증 치료만 받다 보면 병은 더 복잡해지고, 약의 가짓수는 점차 늘어날 수밖에 없습니다. 예를 들면 '물수면 부족으로 고지혈증 발생 → 고지혈증 약 복용 → 고지혈증 약 부작용으로 간 수치 상승 및 근육통 발생 → 진통제 복용 → 진통제 부작용으로 부종 발생 → 이뇨제 추가 → 이뇨제 부작용으로 두통 발생 → 두통약 복용 → 두통약 부작용으로 수면장애 악화 → 수면제 추가 → 수면제, 호르몬제 사용 → 간 수치 악화 및 지방간 발생' 등의 과정을 거치면서 복용해야 하는 약은 연쇄적으로 늘어나고, 병증은 눈덩이처럼 불어나는 식입니다.

최근 통계청이 발표한 '한국의 사회동향 2024'에 따르면 지난해 65세 이상 외래 처방 환자 가운데 90일 이상 5종 이상의 약을 복용하는 비율이 41.8%에 달하는 것으로 나타났습니다. 또 2018년 국민건강보험공단의 자료에 따르면 10종 이상의 약을 장기 복용하면 각각의 약물이 모두 적절한 처방이어도 환자 사망률은 37% 높아지고, 여기에 부적절한 약물까지 섞이면 사망률이 72%까지 치솟는 것으로 분석되었습니다.

만약 질병 수집가라도 된 듯 병증의 컬렉션이 점점 더 다채로워진다면 치료가 핵심에서 벗어나 산으로 가고 있는 것은 아닌지 점검해야 합니다. 결국 한 움큼의 약보다 자시의 물수면 하나만으로 여러 병증을 상대할 수 있습니다. 물수면은 세포 재생 주기의 촉진으로 싸움의 승률을 높이고, 판세를 뒤집는 최강의 조커패입니다.

[물수면의 전능적 효과]

● **줄기세포**: 줄기세포의 신경 재생, 신경 복구, 성장인자 분비, 항염증 효과 및 혈관신생 작용 활성화

● **뇌**: 뇌의 노폐물인 베타아밀로이드 단백질의 독성 제거로 기억력 저하, 치매 예방

● **피부**: 자외선, 외부 자극 등으로 발생된 활성산소 제거, 콜라겐 합성 및 피부세포 분화 촉진으로 장벽 강화

● **혈관**: 콜레스테롤이 혈관에 쌓이는 동맥경화를 예방, 고혈압, 심부전증, 심근경색, 뇌경색을 예방

● **당뇨**: 췌장 세포의 손상을 방지하고, 재생을 촉진을 촉진하여 혈당 조절 능력을 강화

● **위장**: 장 상피세포의 재생을 도와 위장관을 보호하며, 장내의 유해균을 줄이고, 유익균을 증가시킴

● **비만**: 신경성 식욕부진, 구토, 신경성 과식증, 폭식증, 저체중, 비만 등의 식이장애를 개선하고, 균형잡힌 식욕 조절 능력을 회복

● **우울증**: 규칙적 수면 주기의 유도로 행복호르몬인 세로토닌 분비량을 늘려 우울증 개선

● **간**: 체내 각종 독소로부터의 간 손상을 억제하고, 간 세포 재생을 활성화

● **근육·뼈**: 근육 조직 발달 및 뼈의 재생을 촉진하여 근감소증, 골감소증, 골다공증을 예방

● **암**: 매일 발생하는 암세포(암세포의 전단계인 비정형 세포)를 사멸, 암세포의 혈관 유입을 막아서 전이를 억제

추월차선 시스템에 도킹하는 법

건강 관리의 대반전을 위해서 사람은 자연계에 종속되는 소우주라는 점을 간과해서는 안됩니다. 다각적으로 운영되는 큰 우주의 순환 주기에 순응하고 12시의 시간 변화에 따라 일과를 재편집하는 것부터 추월차선으로의 극적인 역전이 시작될 수 있습니다. 추월차선 시스템에 도킹하기 위한 제1 법칙은 바로 '유일한 생명력의 진입로인 자시(밤 11시~1시)의 수면을 포함한 7시간의 수면을 사수하는 것'입니다.

그리고 수면 시간 확보를 위해선 밤샘 근무, 과도한 업무 등을 삼가고, 피 에너지를 낭비하는 일이 없도록 일상과 환경을 지속적으로 정리해 나가야 합니다. 내 노력으로 무언가를 하려는 힘을 조금 빼고, 체내 시계 흐름에 몸을 맡기면 정교한 자동화 시스템의 추월차선에 올라타기 때문에 삶이 간결해지면서 오히려 이제껏 경험해보지 못했던 해독의 깊이, 재생의 범주 그리고 효율적인 생산성 극대화를 기대할 수 있습니다.

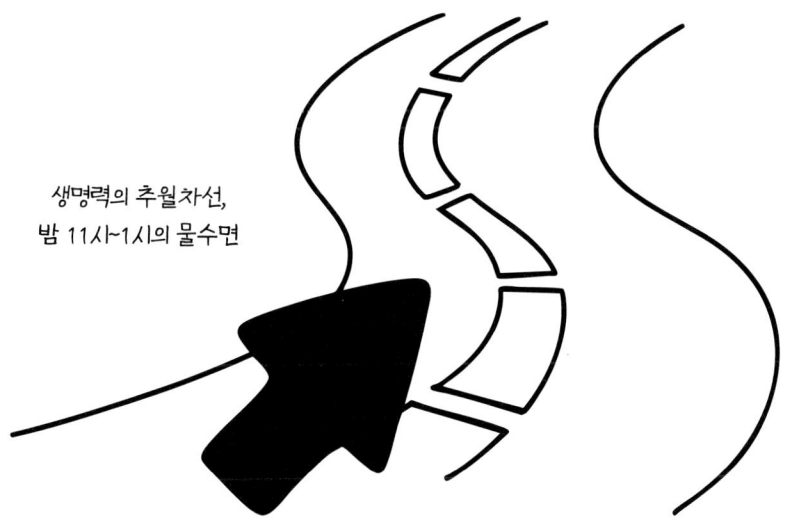

생명력의 추월차선,
밤 11시~1시의 물수면

항노화클리닉

1 물수면 해독의 깊이

물수면 중의 간 해독, 재생의 꽃

물수면 중의 간 해독은 재생의 꽃이라고 할 수 있습니다. 간은 담과 더불어 체내 독성 및 노폐물 해독을 담당하는 대표 기관으로 밤 11시~새벽 3시에 왕성하게 활동합니다. 우리 몸은 밤의 물수면 중 간 해독, 지방 대사, 에너지 저장, 세포 재생이 활발히 촉진되도록 세팅되어 있습니다.

↘ 물수면이 부족하면 지방간, 간 수치 상승이 덤으로

한편, 수면 패턴이 망가지면 물수면 중 일어나는 간의 자연스러운 해독과 재생 과정을 건너뛰게 됩니다. 이 때문에 체내 지방이 적절히 대사되지 않으면 간 수치가 상승하고, 간에 지방이 축적되는 지방간까지 덤으로 따라옵니다. 지방간은 간세포에 5% 이상의 지방이 축적된 것으로 과음으로 인한 알코올성 지방간과 생활 습관 등으로 인한 비알코올성 지방간으로 나뉩니다. 국내에서는 65세 이상의 40.4%가 비알코올성 지방간 환자로 집계되고 있을 정도로 지방간 발생률이 매우 높습니다. 지방간이 악화되면 간암의 발생 위험이 17배, 대장암은 2배, 관상동맥질환은 3배 이상 상승하는 것으로 알려져 있습니다. 게다가 흡연자인데 비알코올성 지방간이 있다면 췌장암 발병 위험이 42%까지 높아집니다. 이 때문에 지방간 환자라면 간 건강을 위해 염증을 제거하고, 섬유화를 막는 물수면 중의 간해독 기능을 결사적으로 활성화해야 합니다. 더불어서 지방간을 관리하기 위해서 알코올성 지방간은 금주가 적절하고, 비알코올성 지방간은 다이어트, 액상과당 섭취 제한, 근력 향상 등 생활 습관을 개선하려는 노력이 필요합니다.

↳ 가장 흔한 간 손상 유발 약제 1위: 항생제

간 수치 상승을 방지하기 위해선 약물 오남용으로 인한 간손상을 주의해야 합니다. 대한간학회지에 게재된 한 연구 결과에 따르면 아시아권에서의 가장 흔한 간 손상 유발 약제 1위는 항생제로 나타났습니다. 이어 심혈관질환 약물, 항정신성 약물, 비스테로이드성 항염증제(NSAID), 약초(삼칠근 등) 및 보조제의 순으로 간 손상을 유발했습니다. 그 외에도 항부정맥제, 항바이러스제, 스테로이드제, 호르몬제, 피임약 또한 간 손상을 일으킬 수 있습니다.

↳ 고지혈증 약 주요 부작용, 간 수치 상승

고지혈증 약 또한 간손상과 간 수치 상승의 주요한 원인 중 하나입니다. 약학정보원에 따르면 고지혈증 약의 치료제로 90%에서 스타틴 약물을 처방하는데, 스타틴은 콜레스테롤 합성을 억제하여 심장질환 예방이나 재발 방지를 위한 목적으로 사용됩니다. 고지혈증이므로 '고지혈증 약'을 사용한다는 기계적 판단에 앞서서 고지혈증 발생 원인과 그에 대한 치료법이 무엇인지 분명히 해야 합니다.

고지혈증은 혈중 콜레스테롤이 높은 상태를 말하는데, 콜레스테롤이 증가한 원인은 바로 '염증'입니다. 체내 염증 및 혈관 벽의 상처가 많아지면 간에서는 염증 치료를 위해 콜레스테롤(LDL) 합성을 촉진하기 때문에 LDL 수치가 높아집니다. 곧 염증이 많아지면서 치료의 목적으로 혈중 지질 성분이 많아진 상태가 '고지혈증'입니다. 콜레스테롤의 기능을 살펴보면 기전을 자세히 이해할 수 있습니다.

결국 우리 몸에서 LDL콜레스테롤 수치를 높이려는 주요 목적이 '염증 치료'라는 점에서 고지혈증 치료의 근원적 치료 방법은 '염증'을 줄임으로써 LDL의 수치가 자연스럽게 낮아지도록 하는 것입니다.

생존의 필수 원료, 콜레스테롤

▲콜레스테롤은 생존에 필수적인 성분으로 20~30%는 음식을 통해서 흡수되며 70~80%는 주로 간에서 합성
▲콜레스테롤 분포 농도가 높은 주요 기관은 '간, 척수, 뇌'임
▲저밀도(LDL)콜레스테롤은 세포 조직의 원료 조달 및 염증 치료를 위해 간에서 합성되어 나오고, 고밀도(HDL)콜레스테롤은 혈중 지질을 끌고 간으로 들어감

❶ 세포막의 주성분
뇌 신경, 장부, 근육, 뼈, 피부, 모발, 혈관 등에 분포하며, 세포막의 주성분으로 생명 유지 및 노화 방지의 핵심적 역할을 함

❷ 뇌신경 구성 물질
두뇌에서 뇌 신경세포를 연결해 학습, 기억 등 뇌신경 활동을 촉진
(체내 콜레스테롤의 23%가 두뇌에 있음)

❸ 호르몬 원료
'항스트레스 호르몬'인 코르티솔 분비하여 생체 방어 기전을 활성화, 여성호르몬 및 남성호르몬의 생산 원료

❹ 지방 소화
지방 소화를 돕는 답즙산의 원료

❺ 염증 치료★
활성산소, 고혈당, 요산 등으로 인해 혈관 내피에 상처가 나면 치료 목적으로 간에서 **합성된 LDL콜레스테롤이 '방수밴드'처럼 상처 부위를 덮어서 혈관벽을 보호**

> "몸에 염증이 없다면 콜레스테롤이 혈관 벽에 쌓일 수 없으며,
> 심장질환이나 뇌졸중도 일으키지 않는다.
> 염증이 없다면 콜레스테롤은 아무런 문제 없이 몸 안의 이곳저곳을 자유롭게 돌아다닐 것이다.
> 콜레스테롤이 혈관 내벽에 갇히도록 만드는 것은 염증이다."
>
> -드와이트 런델, 심장 전문 외과 의사-

한편, 고지혈증 약인 스타틴은 염증을 치료하는 기전이 아니라 콜레스테롤 합성을 억제하여 LDL 수치를 인위적으로 낮추는 작용을 합니다. 만약 염증 제거가 선행되지 않은 상황에서 고지혈증 약으로 콜레스테롤 합성을 억제하기만 한다면 어떻게 될까요? 고지혈증 수치가 일시적으로 낮아지더라도 세포막의 필수 구성 물질인 콜레스테롤 합성이 억제되어- 면역력 저하, 노화, 간 수치 급상승, 간손상, 근육통, 기억력 저하, 성 기능 저하, 당뇨병 등의 부작용으로 약물에 의한 건강 악화라는 역설적인 상황에 봉착될 수 있습니다. 더불어서 콜레스테롤 수치는 무조건 낮을수록 좋다는 인식을 뒤엎는 연구 결과들이 지속적으로 보고되고 있습니다. 일례로 일본에서 메타분석 조사 결과 콜레스테롤 수치가 가장 낮은 그룹에서 총 사망률 위험이 가장 높게 나타난 바 있습니다.

물론 부작용에도 불구하고 동맥경화, 심근경색, 뇌졸중 등의 심뇌혈관질환 고위험군 환자들은 반드시 고지혈증 약을 복용해야 합니다. 단, 고지혈증 약을 복용하는 것으로 끝이 아니라 염증 치료를 위한 물수면 진입에 더더욱 힘써야 하고, 고지혈증 약의 부작용을 지속적으로 관리해야 합니다.

염증 제거의 원인 치료 없이 고지혈증 약에만 의존하는 것은 마치 화재 현장에 소방차들이 자주 출동하면서 주변 도로가 막힌다는 사유로 소방 구조대 출동을 차단만 하고 정작 화재 발생은 방치하는 것과 같습니다. 만약 소방차들이 너무 많이 출동하여 도로 흐름이 꽉 막혔다면 적절한 통제와 흐름 개선을 해야 합니다. 하지만 화재의 원인 처리도 하지 않은 채, 소방차 출동을 막기만 하면 막힌 도로 정체는 잠깐 풀리겠지만, 소방 구조대 업무량은 더 밀리면서도 빗발치는 화마로 인한 심각한 재난의 결과를 피하기는 어려울 것입니다.

고지혈증 약의 주요 부작용, 간 수치 상승

❶ 간 수치 상승(간독성) ★

간독성 발생 및 간 수치 AST·ALT상승은 고지혈증 약의 가장 흔한 부작용 중 하나로 약물 복용 중 이유 없는 피로감, 식욕 감소, 황달 등의 간손상 지표가 나타날 수 있다. 특히 간질환이 있는 환자는 추가적인 간손상, 담즙정체 등의 위험이 높기 때문에 고지혈증 약 복용을 피하는 것이 적절하며, 불가피하게 투여할 때에는 저용량을 사용하되, 주기적인 검사가 필요하다.

"스타틴 복용량이 20mg에서 80mg까지 증가하면 간독성의 확률이 무려 15배 증가"

-약학정보원-

❷ 근육통, 옆구리 통증

콜레스테롤은 근육의 세포막을 구성하는 주요 성분인데, 인위적으로 콜레스테롤 수치를 낮추면 이상 반응으로 근육통, 옆구리 통증 등이 발생할 수 있다. 근섬유의 감소로 인한 근무력증, 관절통 또한 스타틴의 주요 부작용으로 보고되고 있다.

❸ 기억력 저하, 치매 위험

뇌 콜레스테롤의 70%는 뇌 신경섬유를 둘러싼 막을 구성하며 신경정보 전달을 활성화한다. 한편, 스타틴 복용으로 체내 콜레스테롤 합성이 저하되면 뇌 신경 정보 전달에 심각한 문제점이 발생하여 기억력 저하, 운동장애, 감각장애로 이어질 수 있다. 또 스타틴으로 콜레스테롤 수치를 과도하게 낮추면 뇌 인지 기능이 저하되어 치매 위험이 높아진다.

❹ 피로감 증가, 당뇨병 위험 상승

스타틴은 당대사에 관여하여 당뇨병 발생 위험을 높인다. 특히 당뇨병 경계에 가까운 환자들이 스타틴 치료를 받으면 신규 당뇨병 진단 가능성이 높아진다는 메타분석 결과도 보고된 바 있다. 이에 따라 미국 FDA에서도 스타틴 계열 약물의 당뇨 발생 위험을 고지하고 있다.

따라서 일반적인 경우라면 단지 콜레스테롤 수치가 높다는 이유로 맹목적으로 스타틴제제를 바로 시작하기보다는 생활 습관 중의 원인 제거 및 물수면의 간 해독 대사 활성화에 초점을 맞추어 자연적으로 콜레스테롤이 정상적으로 조절되도록 하는 노력을 먼저 시도하는 것이 적절합니다.

간은 신체에서 가장 재생력이 좋은 장부로 생활 습관 교정을 통해서 재생을 촉진할 수 있습니다. 무엇보다 고지혈증 원인 치료를 위한 염증 제거, 혈당 조절, 간의 지방 대사 회복을 아우르는 상위 개체는 '물수면'입니다. 단, 간세포는 12~18개월의 재생 주기가 소요되기 때문에 장기간에 걸쳐서 물수면 패턴을 유지하면서 생활 습관을 지속적으로 관리해 나가는 것이 적절합니다.

> "유방암 호르몬 치료로 지방간 발생하고, 간 수치가 상승했으며, 콜레스테롤 약을 몇 년간 먹어도 수치가 개선되지 않고 있었는데,
> 주안심CK 4년째, 만성불면증과 변비가 호전되면서 정기 검사 결과 지방간, 고지혈증 다 정상,
> 주안심CK는 나의 구세주"

'면역의 최전선'이자 '제 2의 뇌' 장내 클렌징

장은 주요한 면역 기관으로 면역 세포의 약 70%가 분포하고 있습니다. 때문에 장내 환경, 독소 배출 능력에 따라 면역력이 결정된다고 하여도 과언이 아닙니다. 또한 정신을 안정시키는 신경전달 물질인 세로토닌의 95%가 장에서 만들어지는 만큼 장과 뇌는 서로 밀접하게 연결되어 있어 장을 '제2의 뇌'라고 부르기도 합니다. 뇌에서 불안, 초조, 압박감과 같은 스트레스를 느끼면 곧 자율신경망을 통해 바로 대장으로 전해져 변비, 복통, 과민성대장증후군 등의 반응으로 예민하게 나타납니다.

장 점막은 피부 면적의 약 200배가 될 정도의 넓은 면적이 주름져 있는데, 염증 발생으

로 배출이 지연되면 점막 주름 사이 사이에 유해균, 독성 물질, 노폐물이 끼게 됩니다. 그로 인해 독소 재흡수, 피부 트러블, 변비, 두통, 용종, 간장애, 암 증식, 면역력 저하, 우울증·불안장애 악화가 초래될 수밖에 없습니다. 또한 다음과 같은 약물의 오남용은 장내 염증 악화, 해독·배출 기능 저하, 마비를 일으킬 수 있습니다.

장 해독·배출 지연 유발 약물
철분제, 항우울제, 선택적 세로토닌 억제제(SSRI), 수면제, 항경련제, 항히스타민제,
항콜린제, 진통제, 고혈압약, 파킨슨제, 칼슘제, 비타민D 보충제 등

면역 관리와 뇌신경 기능 회복을 위한 전략적 장 클렌징의 첫 번째는 '물수면 중의 해독 활성화'이고, 두 번째는 '대장의 배출 시간 지키기'입니다. 오전 5시에서 7시가 되면 해독의 최전선 기관인 대장이 왕성하게 활동하기 시작하며 물수면 중의 간 해독, 뇌신경 물청소, 전신의 노폐물 정리에 이은 독소 배출의 대장정을 마무리합니다. 한편, 대장이 일하는 아침 배출 시간을 놓치면 다른 시간에 배변을 하더라도 연동 운동이 저하되어 노폐물이 충분히 배출되지 않습니다. 그러면 독소가 재흡수되면서 궤양, 소화기 염증, 과호흡, 뇌압 상승, 간장애, 면역력 저하, 우울감 악화의 고리가 연쇄적으로 이어지게 됩니다. 찝찝한 잔변감 없는 해독을 위해선 늦어도 오전 7시 기상을 고정적으로 유지하여 아침 배설을 규칙적으로 지키는 것이 바람직합니다. 철저한 장내 클렌징은 노화를 지연시키고, 재생과 세포 교체를 위한 전처리 작업이 됩니다.

장내 클렌징을 위한 기상 시간 5~7시
✰✰✰ 늦어도 7시 기상 고정하기 ✰✰✰

2 물수면 재생의 범주

뼛속까지 새롭게 교체되는
물수면 재생 주기

이스라엘 와이즈만 연구소 보고에 따르면 우리 몸 속에서 하루 평균 약 3300억 개의 세포가 새로 생성·사멸되는 것으로 나타났습니다. 이는 몸 전체에 있는 30조 개 세포의 1%에 웃도는 규모이며, 1초당 380만개 꼴로 교체되는 셈입니다. 연구진에 따르면 전체 세포 교체의 평균 회전 주기는 80일, 질량 기준 평균 회전 주기는 18개월로 추정됩니다. 또한 총 교체량의 86%는 혈액이고, 12%는 위장 세포가 차지하는 것으로 밝혀졌습니다. 총 교체량에서 혈액이 차지하는 압도적인 비중에서도 유추할 수 있듯이 세포 재생의 주체는 어김없이 넉넉한 피입니다. 물수면을 통해 피가 공급되면 세포 재생 주기 속도가 회복되어 항산화 효과가 강력해지며, 골수·뇌수가 충전되어 뼛속까지 새롭게 교체되는 선순환이 촉진됩니다. 반대로 피가 마르면 세포 재생 주기가 지연되거나 비가역적으로 손상·퇴화되어 재생이 어려워집니다. 재생은커녕 염증의 자동화 공장이 가동됩니다.

농사를 지을 때 씨를 뿌리고 난 다음 날 열매가 맺히지 않는다고 불안해하거나 조급해하는 농부는 없을 것입니다. 당장 무언가 보이지 않아도 곧 싹이 날 것이며, 각자의 때에 따라 열매가 맺힌다는 사실은 이미 정해져 있기 때문입니다. 건강 관리 및 수면장애 극복 시에도 동일한 자세를 취해야 합니다. 때로는 속도가 느린 것 같지만 지금 이 순간에도 세포마다 정해진 주기에 의해 생성이 진행되고 있으며, 계절이 바뀌듯 주기와 흐름이 쉬지 않고 이어지고 있습니다. 자연계의 법칙은 오히려 무서울 정도로 정확하고, 제 속도로 어김없이 이행됩니다. 때문에 날마다 새롭게 자라나는 생명력을 의심하거나 재촉할 이유가 없습니다. 우리는 부지런히 정해진 일과를 반복해 나가면 될 뿐입니다.

[물수면 세포의 재생 주기]

- **위벽:** 2~3일
- **피부:** 2~4주
- **혀 미뢰:** 4주
- **혈액:** 3~4개월(적혈구: 4개월, 백혈구: 3~20일)
- **손·발톱:** 6개월(발톱: 6~12개월)
- **간:** 12~18개월★
- **전체 세포 교체 평균 회전 주기:** 18개월★
- **모발:** 3~6년(눈썹, 속눈썹: 3~5개월)
- **뼈:** 10년(1년마다 10%씩, 10년마다 전체 뼈 조직 교체)★
- **근육:** 15년★

↳ 골다공증, 기억력 저하, 치매 원인은 피 고갈

뼈에 구멍이 숭숭 나는 골다공증은 노화, 폐경 이후 여성 호르몬의 감소, 운동 부족, 영양 부족, 만성 질환, 스테로이드 과다복용, 무리한 다이어트 등에 의해 발생하며 근감소증, 잇몸 병, 퇴행성관절염, 근골격계 질환과 관련이 있습니다. 골다공증이 있으면 치매 발병 위험도 동시에 증가합니다. 골다공증과 치매 동반 발생 위험은 하단전의 피 고갈로 [하단전-척수·골수-뇌수]의 피 에너지 파이프 라인이 메마른 것에 기인합니다. 뼈는 10년, 뼈를 지탱해주는 근육은 15년 이상의 주기로 서서히 재생되기 때문에 장기간 방치되면 재생의 기회를 놓칠 수 있습니다. 더구나 뇌신경은 한번 손상되면 교체하기가 어렵습니다. 너무 늦기 전에 물수면 반복으로 하단전의 물기운이 뼛속과 뇌까지 촉촉하게 조달되도록 해야 합니다.

칼슘은 뼈의 주요 성분이고, 비타민D는 칼슘의 형성과 흡수를 돕습니다. 그래서 일반적으로 골다공증 관리 시 칼슘과 비타민D 영양제 복용을 떠올립니다. 하지만 이러한 영양소는 연어, 시금치, 두부 등의 제철 식재료를 통해 자연스럽게 섭취하고, 충분한 햇볕을 쬐며 비타민D 합성을 촉진하는 것이 적절합니다. 인공적인 영양제는 소화 흡수율이 떨어지고, 과도하게 복용하면 부작용이 나타납니다.

↳ 골다공증약 주요 부작용, 턱뼈 괴사

골다공증 치료에 가장 흔히 처방되는 약은 비스포스포네이트 계열의 약물입니다. 뼈 조직은 오래된 뼈를 제거하고, 새로운 뼈로 교체하는 파골세포와 조골세포의 균형으로 새롭게 재생되는데, 비스포스포네이트는 파골세포의 골 흡수 기능을 저하시켜 오래된 뼈의 분해를 막습니다. 한쪽을 과하게 억제하면 불균형이 당연히 발생합니다. 골다공증약을 장기간 사용하면 골 대사 저하로 뼈가 딱딱해져서 오히려 미세 손상만으로 더 쉽게 골절되거나 부러진 뼈가 잘 붙지 않고, 염증이 심해지는 부작용이 나타납니다. 관련 이슈로 치과에서 골다공증약을 복용해 온 환자의 발치나 임플란트 치료 시 환부가 잘 아물지 않고, 잇몸이 벌어진 채로 뼈가 노출되거나 턱뼈 괴사 등의 부작용이 나타나는 '비스포스뽀네이트 연관 턱뼈 괴사(Bisphosphonate Related Osteo Necrosis of the Jaws: BRONJ)'의 증례 사례가 지속적으로 보고되어 왔습니다. 때문에 미국 구강안면학회는 비스포스포네이트 계열의 골다공증 치료제를 4년 이상 사용한 환자에게는 치과 수술에 앞서 최소한 2개월 이상 골다공증약을 중단할 것을 권고하고 있습니다.

골다공증의 원인 치료를 위해서는 오래된 뼈를 제거하고, 새로운 뼈로 교체하는 파골세포와 조골세포의 균형을 회복시키고, 기능을 활성화하는 골수, 척수, 진액을 물수면을 통해 채워가야 합니다. 물론 적절한 운동과 식생활 개선도 중요합니다만, 물수면이 회복되지 않은 채 운동과 식이습관 개선만으로는 골 대사 기능 저하를 막기엔 턱없이 부족합니다. 부작용 없는 골다공증의 예방약 및 원인 치료제는 뼈 재생 촉진의 물수면입니다.

"신경성 위염으로 20년간 고생했는데 주안심 세트 2년 복용하며 위경련, 위염이 나타나지 않고, 골다공증 검사에서도 정상으로 나옴, 50대 우리 나이엔 다 골골하던데... 중성지방 수치도 내려감, 공복 혈당, 갑상선, 비타민D 수치까지 다 정상. 참 요즘엔 11시에 일찍 자요. 옛날엔 새벽에 잤는데, 잠이 일찍 오네요"

뼈 재생 주기 10년 전략은 물기운 충전

자연계에는 벼락치기가 없습니다. 무심하게 돌아가는 물수면 수레바퀴의 순환에 따라 각자의 주기가 반복적으로 도래하고 반복되면서 앞으로 나아갈 뿐입니다. 세포 재생 주기는 시간, 일, 월, 연 단위로 입체적으로 운영됩니다. 위벽, 피부, 혈액 세포는 수일에서 수개월의 재생 주기로 노폐물 제거와 재생이 이뤄집니다. 그런가 하면 장부, 뼈, 근육을 새롭게 장착하는 작업은 수년에서 수십년의 시간이 소요됩니다. 성인의 뼈는 1년에 약 10% 가량 재생이 되고, 10년에 걸쳐서 전체 뼈 조직이 새롭게 교체됩니다.

뼈의 재생 속도
* **약 1년**: 10%   * **약 10년**: 전체 교체

그 외에도 간은 약 1년, 근육은 약 15년 주기로 조직 교체가 되풀이됩니다. 따라서 몸 관리는 수일에서 수개월간의 단기간의 재생 작업과 동시에 수년, 수십 년의 장기전으로 직진

해 나가야 합니다. 한편, 뇌신경, 안구, 심장 세포는 성장이 끝난 후 거의 대부분 교체되지 않기 때문에 손상 방지를 위해 피가 메마르지 않도록 유지해야 하는 '특별 관리 보존' 대상입니다.

세포 재생과 노화 지연에는 피가 주요한 에너지원인데, 피 부족의 불균형은 누구도 거스를 수 없는 중력과 같이 매일 두 어깨를 짓누릅니다. 따라서 노화가 진행될수록 피 부족의 불균형을 보완하는 물기운에 대한 갈증이 더 절실해질 수밖에 없습니다. BCKP는 이에 대한 솔루션으로 장단기적인 이너 클렌징과 영양 보충의 루틴을 위해 설계되었습니다. 습관적으로 양치질과 클렌징을 하고, 피부에 보습제를 바르듯이 BC로 장부와 뇌신경의 이너 클렌징을 돕고, KP로 영양 보충을 하면 '피 부족'에 허덕일 일이 줄어들고, 큰 질병을 예방하여 건강 관리가 용이하게 됩니다. 무엇보다 피를 채우는 생활보약 루틴화는 재생력이 차오르는 물수면에 매일 밤 도킹하는 에너지를 재충전해줍니다.

겨울 추위와 노화를 거스를 수는 없지만 맨몸으로 버텨야 할 이유는 없습니다. 난방을 하면 겨울을 따뜻하게 보내듯이 맑은 피를 매일 보충하면 가혹한 노화의 직격탄을 피하고 삶의 질을 높일 수 있습니다. 이를 위해 10년 단위의 뼈 재생 교체 활성화를 기본 전략 틀로 삼고, 몸이 스스로 치유할 수 있도록 약간의 힘, 피를 보태는 것이면 충분합니다. 억제, 차단이 아닙니다.

"평생 복용할 생각입니다"

"이젠 밥 먹듯 챙기는… 1년, 10년 아니 그 이상의 세월이 흘러도 주심과 동행할 예정"

"10년 넘게 가족들과 복용 중, 이 약이 없었으면 전 이 세상에 없었을지도 모르겠어요"

"20년 가까이 매일 복용 중인데 간 수치, 신장 수치, 빈혈 수치, 혈압, 당뇨 모두 정상으로 관리 중"

뇌 노화 속도를 20년 치 앞당긴 코로나19 후유증

　코로나19 바이러스 감염 후유증으로 20년 치에 달하는 뇌 노화가 불과 12~18개월 사이에 진행되었다는 충격적인 결과가 최근 발표되었습니다. 의과학 학술지인 [네이처 메디슨]지에 게재된 연구 결과에 따르면 코로나19 감염으로 입원 치료를 받은 환자들 가운데 12~18개월 후 인지 기능이 저하가 나타난 대상자들의 뇌 MRI를 분석한 결과 주요 영역의 뇌 용적이 축소되었으며, 혈액 내에서 비정상적으로 높은 수치의 뇌 손상 단백질이 검출되었다고 합니다. 정상적이라면 20년이 걸릴 뇌의 손상 및 노화가 불과 1년여 사이에 진행된 것입니다.

　다만 이는 중증 환자들에게서 나타난 결과로 코로나19 바이러스를 겪은 모든 사람에게 일반화될 수는 없습니다. 그럼에도 인지 능력 평가에서의 현저한 기능 저하와 혈액 검사에 나타난 뇌 손상 지표는 코로나19 바이러스가 단순한 호흡기 폐질환이 아니며, 호흡기 회복 후에도 뇌신경과 정신 건강에 심각한 후유증 및 합병증을 일으킬 수 있음을 보여주는 증거라고 연구진은 거듭 강조했습니다.

또 많은 사람이 "코로나19 바이러스 감염 후 브레인포그(머리에 안개가 낀 것처럼 멍한 느낌이 지속되는 현상) 증상을 토로해 왔는데, 본 연구 결과는 전 세계적으로 코로나19 바이러스 감염 후 중증의 후유증을 경험한 경우 공통적으로 인지 저하가 나타날 수 있음을 시사한다"라고 덧붙였습니다.

한편, 현 상황에서는 코로나19 바이러스의 '20년치의 뇌 노화' 합병증에 대한 어떤 대응책도 미처 마련하지 못했는데, 무서운 기세로 창궐하는 독감, 백일해, 마이코플라스마, RSV 등 각종 감염병에 재차 휩쓸리며 삐죽 튀어나오는 각종 병증들을 스테로이드, 항생제, 타미플루, 진통제 등으로 애써 눌러가며 버티고만 있는 실정입니다.

질병이나 감염증마다 불길의 발화 지점과 화재 원인은 다를 수 있습니다. 하지만 여러 곳에서 발화된 불은 시간이 지날수록 점차 큰 불기운으로 세력이 합쳐지며 열기가 상승하여 '뇌 과열'을 일으키고, '뇌 영양 부족'이라는 황폐한 결과로 직결됩니다.

'뇌 과열'과 '뇌 영양 부족'은 물기운 회복의 유일한 치료 기회인 물수면 진입로를 가로막고, 재생 에너지 공급망을 싹둑 차단해 버립니다. 물기운 충전이 없는 메마른 불수면을 반복하면 할수록 에너지가 점차 약해지고, 세포 재생력이 느려지며, 비정상적인 인지 기능 손상이 나타납니다.

'뇌 썩음' 불 속에서 살아남는 법

'뇌 썩음(brain rot)'은 지난 2024년을 대표하는 '옥스퍼드 올해의 단어'로 선정된 용어로 뇌 가속노화의 팬데믹 후유증과 디지털 화마에 휩쓸리며 매가리 없어진 현 인류의 뇌를 상징적으로 요약한 단어입니다. 모순적이게도 인공지능은 날로 기술적 도약을 하는데, 인간의 지능은 전대미문의 치명적 퇴보를 경험하고 있습니다. 끝없는 숏폼 스크롤링, 도파민 중독, 과도한 자극은 정신적 피폐함과 현실감 상실, 그로 인한 지능 저하를 일으킵니다. 그리고 전 세계적인 이상기온 강타, 매년 갱신 중인 최고 폭염 기록, 감염병, 알레르기와 만성염증, 온열 질환, 냉증, 무기력증, 약물 오남용, 마약류 일상화 또한 '불기운'의 하위 개체로 숨통을 조여오고 있으며, 그나마 남은 골수와 뇌수마저 바짝 바짝 말리고 있습니다. 화재 속에서 노력과 의지로 버틸 수 있는 사람은 없습니다. 식이 조절, 운동, 약물, 인지행동, 심리치료, 명상 등의 노력은 일단 물을 머금고 살아난 후의 옵션 사항입니다.

불기운과 같은 하루하루를 지나는 중에 불타지 않고 살아남을 수 있는 방법은 단 하나입니다. 각자 매일 밤 깊은 단계의 물수면에 푹 들어가 그날을 버틸 수 있는 물기운을 촉촉이 머금고 나오는 것입니다.

"이게 어떤 느낌이냐면-
'안 죽을 것 같아', 잠을 깊이 자니까 너무 편해"

"사람은 하늘과 땅의 기를 받고 나는데,
하늘의 양기는 기가 되고, 땅의 음기는 혈이 된다.
사람의 몸은 양은 늘 여유가 있고 음은 늘 부족하며,
기는 늘 여유가 있고 혈은 늘 부족하다.
그래서 어릴 때부터 늙을 때까지 음을 자양하고
혈을 보하는 약을 떼면 안 된다."

"人之一身, 陽常有餘, 陰常不足, 氣常有餘, 血常不足.
故滋陰補血之藥, 自幼至老不可缺也."

『동의보감』 허로문

무한한 영역의 찰나,
물나이트 MOOL NIGHT

    하늘의 양陽인 불기운과 땅의 음陰인 물기운이 태극과 같이 조화를 이루어서 하나로 결합된 유기체가 인간입니다. 조금 더 자세히는 무형의 정신인 양陽이 유형의 신체인 음陰 즉, 피에 깃들어 있습니다. 불과 물 양 극단의 성질이 단절되지 않고, 서로 돕도록 보듬어주는 순환의 모체는 바로 물기운인 피입니다. 혈맥을 흐르는 피는 형체와 정신을 하나로 묶고 있는 강력하고, 신성한 체액이며, 수면-각성 활동의 원천적 연료입니다. 피가 차오르면 물 순환의 수레바퀴의 진폭이 역동적으로 커지면서 영속적 차원으로의 연동 기회도 열리게 됩니다. 하지만 피는 매일 소진되는 에너지원입니다. 심장 과열로 피가 많이 소모되면 빠르게 고갈됩니다. 피가 메마르면 점차 수레바퀴가 삐걱거리고, 상하 운동이 미적지근하며, 유한성의 탁한 기색이 짙어지는 불안을 피할 길이 없게 됩니다.

운명적인 불균형을 보완하기 위해 우리는 부지런히 물기운을 재충전해야 하는데, 특히 맑은 피는 자시(밤 11시~1시)에 오픈되는 물수면의 밤, '물 나이트(mool night)'로의 입장을 돕는 VIP 티켓입니다. 자시는 경계선 사이에서 열리는 유일한 생명력의 진입로입니다. 하루의 끝과 시작을 가르는 틈을 타서 깊은 단계의 수면 속 무한한 생명력과 정신력의 영역에 닿을 수 있습니다. 물수면은 신체 교체를 위한 충전 시간일 뿐만 아니라 나를 이끄는 창조적 주체의 알고리즘이 슬쩍 드러나는 결정적 찰나이기도 합니다. 따라서 신체와 정신 그리고 영혼까지 신선하게 피어오르는 매일 밤 물나이트로의 입장은 보물 탐험의 항해자라도 된 듯 설레고, 기대되며, 쾌락적이기까지 합니다.

"나는 잠보다 더 뛰어난 삶의 쾌락을 알지 못한다."
『불안의 서』 페르난두 페소아

"어디까지 회복될 수 있는지 궁금해짐…"

천지간에
가장 귀한 존재

　육체적으로 한계가 있으면서도 정신적으로 영원성을 추구하고, 현실에 두 발을 딛고서도 무한대의 가능성을 직조해낼 수 있는 아이러니하고도 흥미로운 생명체인 사람은 매 순간 업데이트되며 자율적으로 변화해 나가는 천지간에 가장 귀한 존재입니다.

"사람은 하늘과 땅 사이에서 가장 귀하다.
둥근 머리는 하늘을 닮았고 네모난 발은 땅을 닮았다."

"天地之內 以人爲貴 頭圓象天 足方象地."

『동의보감』 신형문

깨어났구나,
자시의 자신

어쩌면 자시의 심해에서 수십 년간의 잠을 자고 있는
나 자신은 아직 깨어나지 않았는지도 모릅니다.

무한대로 깊은
물수면의 영역에 다다르지 않았다면-

마치며

"미라클이에요"
    _ **40대 엄마 불면증**, 가슴 답답함/ 자녀: 식이장애, 잦은 감기

"기적의 약이라고 생각합니다"
    _ **20대 우울증** ADHD, 불안장애, 불면증, 극단적 충동, 1년 내내 인후통

"저에겐 기적 같은 일입니다"
    _ **40대 난소물혹** 수술 후 체력 저하, 두드러기, 장기간 스테로이드 및 항히스타민제 복용, 비염, 우울증, 복부비만, 관절염, 갱년기 수면장애

"주안심…나의 구세주"
    _ **50대 유방암 호르몬 치료 중 지방간** 발생, 콜레스테롤 약을 먹어도 고지혈증약 악화… 불면증이 심했는데 주안심 세트를 4년 이상 복용 중 어느 순간부터 숙면하면서 지방간, 고지혈증 다 정상임

"주심이는 제 생명의 은인"
    _ **20대 수능 준비 중 공황장애**, 사회불안증, 공포증, 우울증 발생, 항우울제 부작용으로 자살 충동과 불안을 느끼고 불면이었는데…

"겪어보지 않은 사람은 이 고통도, 이 치료의 신기함도 이해되지 않을 듯, 블로그나 인스타그램의 후기들이 단순히 홍보 글이 아니라…"

_ **코로나 백신 후유증, 응급실 방문 5회, 휴직, 두통, 어지럼증**이었는데…
무엇보다 신기한 건 몸이 안 좋을 때 눈에 띄게 늘었던 새치가 한약 복용 후 다시 검은 머리로 채워졌다는 점임

안녕하세요? 주심한의원 이연주 원장입니다. 물수면 BCKP는 보편적으로 발생할 수밖에 없는 피 고갈이란 불균형을 보완하기 위해 저 자신은 물론, 가족들과 함께 꾸준히 반복 복용하기 위한 목적으로 만들어진 약입니다. 그 원형이 되는 치료는 2008년 속초의 작은 골목에서부터 시작되었습니다. 감사하게도 환자분들께서 '기적'이라는 감격스러운 말로 치료 후기를 전해주시기도 하는데요.

기적은 사실 저 멀리 있지 않습니다. 기적은 지금도 살아서 호흡하고, 움직이며, 말하고 있는 다름 아닌 바로 나 자신입니다. 단, 자신이 기적 그 자체라는 말이 새삼스럽게 느껴진다면 기항지부奇恒之腑의 '물기운' 저장 기능이 저하되어 있을 가능성이 높습니다.

기항지부는 '일반적인 장부와는 달리 기이하고 특별하면서도 항상 된 장부'라는 뜻으로 뇌腦, 수髓, 골骨, 맥脈, 담膽, 여자포女子胞(자궁, 생식기, 하단전)를 말합니다. 기항지부는 땅의 기운인 피를 담고 저장 하는 장부로 우리 몸 가운데 생명체의 '기적적인' 재생 및 변화 주기 와 관련된 수면, 생식, 피, 호르몬, 신경계, 줄기세포 등의 기능에 관여 합니다.

기항지부 중에서 담膽은 유일하게 오장육부에 배속된 장부인데, 담 이 왕성하게 일하는 시간이 바로 하루의 첫 시간인 자시 밤 11시부터 1시까지입니다. 자시는 땅에 속한 물기운인 맑은 피가 기항지부에 차 오르는 시간입니다. 기항지부에 피가 채워질수록 누군가에겐 기적적 으로 느껴지기까지 하는 생명체의 원초적인 본래 기능이 활발히 되살 아납니다.

또한 밤의 물수면을 통해 음이 강화되면 심장과 뇌에 맑은 기운이 공급되고, 하단전에 쌓아놓은 피 생명력을 끌어올리는 양적 기능이 폭발적으로 분출됩니다. 통솔력, 영적 주도권, 매력, 강력한 아우라가 여기에서 발휘됩니다.

'하늘은 둥글고, 땅은 네모졌다'라는 의미의 '천원지방天圓地方'이란 말이 있습니다. 둥근 원형은 수레바퀴와 같이 회전하며 발산하는 하늘의 양적 특성을 말하고, 네모난 모양은 고요히 정지하고 받아들이며 저장하는 땅의 음적 성질을 표시하는 기호입니다. 경주의 첨성대와 강화 마니산의 참성단도 천원지방의 원리에 입각해 지어졌습니다.

흥미롭게도 사람 또한 둥근 머리와 네모난 발 모양으로 천원지방의 요소를 지니고 있습니다. 둥근 머리는 양陽으로 하늘의 무한한 기운과 통하는 안테나와 같으며, 네모난 발은 음陰으로 지면을 딛고 땅의 기운을 받아들입니다. 인간은 음과 양, 두 극단의 힘이 태극과 같이 하나의 몸체를 이루고 있어 조화와 균형이 중요합니다.

한편 양기운은 늘 괴하고, 음기운은 항상 부족해지는 '양상유여陽常有餘 음상부족陰常不足'의 우주 변화 원리에 의해 불균형은 결국 음기운인 피가 고갈되는 패턴으로 나타납니다. 피가 마르면 음기운의 저장고인 기항지부가 가장 큰 타격을 받습니다. 뇌腦, 수髓, 골骨, 맥脈, 담膽, 여자포女子胞(자궁, 생식기, 하단전)의 물기운이 말라가는 정점에서 수면장애가 나타나며, 수면장애는 불균형을 더욱 악화시키는 결과를 낳습니다.

따라서 수면장애의 치료는 과도한 불기운을 식히고, 부족한 물기운을 공급하여 생명력을 보존하는 기항지부의 기능이 되살아나도록 하는 것입니다. 이를 통해 피가 피를 낳는 선순환 구조가 다시 회복됩니다.

하늘의 무한함을 담는 땅의 그릇이자 피의 저장고인 기항지부에 신성한 피가 마르지 않는 한, 우리 속에 잠겨 있던 기적이 깊은 물수면 중에 지속적으로 끌어올려질 것입니다.

"…so where the river flows everything will live"
『Ezekiel 47:9』

수면보감 - 물수면 BCKP

MOOL NIGHT BCKP

2025년 6월 2일 초판 1쇄 발행

지은이. 이연주

펴낸이. 이연주

펴낸곳. 주심웍스

주소. 서울 강남구 논현로28길 43 4층

전화. 02 578 1075

팩스. 02 578 1077

이메일. jusimworks@gmail.com

감수. 김종수

교정. 박기원

북디자인. 주식회사 밀리앤미터

ISBN 979-11-972007-8-6

가격은 뒷표지에 표시되어 있습니다.

지은이와의 협의하에 인지를 붙이지 않습니다.

본 도서는 저작권법에 의해 보호를 받는 저작물이므로 무단 전재와 무단 복제를 금합니다.

Published by JUSIMWORKS

© 2025 YeonJu Lee. All rights reserved. Printed in Korea